DROGUES CHIMIQUES

DE LA

MATIÈRE MÉDICALE

PAR

Stéphen ARTAULT

PARIS

OLLIER-HENRY, LIBRAIRE-ÉDITEUR

13, rue de l'École de Médecine, 13

1885

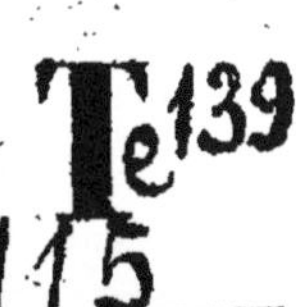

DROGUES CHIMIQUES

DROGUES CHIMIQUES

DE LA

MATIÈRE MÉDICALE

PAR

Stéphen ARTAULT

PARIS

OLLIER-HENRY, LIBRAIRE-ÉDITEUR

13, rue de l'École de Médecine, 13

1885

C'est pour éviter des recherches toujours longues, parfois difficiles, sur les principales substances chimiques employées en médecine et pré-
sentées aux examens, que nous les avons réunies
sous ce format simple et commode.

STÉPHEN ARTAULT

Préparateur d'Histoire naturelle à la Faculté de
Médecine de Paris.

Paris, septembre 1885.

DIAGNOSE DES SELS

Composés métalliques

Oxydes. — Les péroxydes et les oxydes des métaux précieux dégagent de l'oxygène. Les autres, calcinés avec charbon, dégagent acide carbonique et oxyde de carbone.

Chauffés au rouge dans l'hydrogène, ils donnent de l'eau, le métal est mis en liberté.

S'ils résistent à l'hydrogène, ils donnent, chauffés à une température élevée avec carbone et chlore du gaz chloroxycarbonique et de l'oxyde de carbone.

Sulfures. — Chauffés donnent souvent un sublimé de soufre.

D'autres dégagent de l'acide sulfureux. Quelques-uns chauffés au rouge avec hydrogène donnent hydrogène sulfuré.

Dans acide azotique ou eau régale, donnent acide sulfurique, ou dépôt de soufre.

Calcinés avec azotate de potasse donnent sulfate de potasse. Voyez encore aux sulfates insolubles.

Phosphures. — Calcinés avec salpêtre et carbonate de soude, donnent des phosphates alcalins. L'acide azotique les transforme en phosphates.

Arséniures. — Chauffés à l'air, fumée blanche et odeur d'ail; en tube, sublimé d'arsenic.

Avec acide azotique donnent acide arsénieux ou arsénique. Fondus avec salpêtre ou carbonate de soude, donnent arséniate alcalin.

Chlorures. — Ceux des métaux qui décomposent l'eau, dégagent de l'acide chlorhydrique ou du chlore si on les mêle à du bioxyde de manganèse.

Solubles, donnent avec l'azotate d'argent un précipité blanc de chlorure d'argent, caséeux, devenant violet à la lumière, insoluble dans acide azotique, soluble dans ammoniaque et hyposulfite de soude.

Insolubles, calcinés avec carbonate de soude, donnent du chlorure de sodium.

Bromures. — Chauffés dans le chlore, donnent des vapeurs rouges de brôme.

L'eau chlorée sépare des dissolutions de bromures, du brôme qu'on peut enlever en agitant le liquide avec de l'éther.

Avec azotate d'argent, mêmes réactions que les chlorures, avec carbonate de soude donnent du bromure de sodium, reconnaissable aux caractères ci-dessus.

Iodures. — Par acide azotique ou eau chlorée versée goutte à goutte, l'iode quitte les *iodures solubles*, il est noir, donne des vapeurs violettes quand on le chauffe, et réagit sur l'amidon.

L'azotate d'argent précipite de l'iodure d'argent jaunâtre peu soluble dans l'ammoniaque ; l'azotate de plomb donne un précipité jaune ; azotate de mercure, précipité rouge.

Avec solution de sulfate de cuivre dans acide sulfureux, donnent précipité blanc d'iodure cuivreux, dégageant des vapeurs violettes d'iode quand on le chauffe avec bioxyde de manganèse.

Insolubles, calcinés avec carbonate de soude, donnent iodure de sodium soluble, reconnaissable aux caractères ci-dessus.

Fluorures. — Chauffés dans un creuset de platine, avec acide sulfurique concentré, dégagent des vapeurs d'acide fluorhydrique. *Solubles*, ne sont pas précipités par les sels d'argent. Mêlés à de la silice et chauffés en présence de l'acide sulfurique, dégagent du fluorure de silicium gazeux que l'eau décompose en donnant de la silice gélatineuse.

Cyanures. — Avec acide chlorhydrique, dégagent de l'acide cyanhydrique.

Chauffés avec salpêtre, donnent carbonate de potasse ; avec du carbonate de soude, du cyanure de sodium soluble dans l'eau, qu'on reconnaît en versant sa dissolution dans un mélange de sels de protoxyde et de sesquioxyde de fer, puis dissous dans l'acide chlorhydrique, il se produira un précipité de bleu de Prusse. Avec l'acide azotique, cette dissolution donnerait de l'acide cyanhydrique, et avec l'azotate d'argent un précipité floconneux de cyanure d'argent.

Carbures. — Dissous dans les acides, ils abandonnent leur carbone sous forme de poudre noire ou de lamelles graphitoïdes. Ceux des métaux qui décomposent l'eau, dégagent, quand on les dissout dans l'acide chlorhydrique, du carbure d'hydrogène infect et déposent du charbon.

Sels en général

Le genre d'un sel est établi par l'acide qu'il renferme, l'espèce par la base.

Sulfates. — Les *sulfates solubles* donnent, avec les sels de baryte, un précipité blanc tout à fait insoluble dans les acides.

En donnent un aussi avec les sels de plomb, mais il est assez soluble avec le tartrate d'ammoniaque.

Les *sulfates insolubles* calcinés avec du carbonate de soude donnent du sulfate de soude soluble.

Chauffés dans la flamme du chalumeau sur du charbon avec du carbonate de soude, ils forment du sulfure de sodium, soluble dans l'eau, et qui dégage, quand on le traite par les acides, de l'hydrogène sulfuré précipitant en noir les dissolutions de plomb et noircissant l'argent humide.

Hyposulfates. — Dégagent de l'acide sulfureux, et laissent un sulfate pour résidu quand on les calcine.

En solution ne précipitent par les sels de baryte qu'à chaud et en présence d'acide azotique en donnant du sulfate de baryte.

Sulfites. — Avec les acides, odeur d'acide sulfureux; avec acide chlorhydrique et sulfhydrique, dépôt de soufre.

Hyposulfites. — En solution, dégagement d'acide sulfureux et dépôt de soufre, au contact des acides.

Avec sels de baryte, précipité peu soluble d'hyposulfate de baryte; avec sels d'argent, précipité blanc qui noircit vite.

Chauffés en tube, donnent un sublimé de soufre et un mélange de sulfate et de sulfure métallique.

Azotates. — Fusent sur charbons incandescents; s'ils renferment des alcalis fixes, ils laissent pour résidu une masse alcaline.

Dégagent des vapeurs rutilantes avec tournure de cuivre et acide sulfurique. Leur solution colorée par l'indigo et mêlée d'acide sulfurique se décolore par la chaleur.

Une dissolution de sulfate de protoxyde de fer, dans l'acide concentré, se colore en violet par une simple trace d'azotate quelconque, et devient noire avec plus de sel.

Azotites. — Vapeurs rutilantes avec acides étendus.

Phosphates. — *Solubles*, donnent avec azotate d'argent un précipité jaune ou blanc soluble dans acide azotique et ammoniaque.

Mêlés de sel ammoniac et d'une dissolution concentrée de sulfate de magnésie, donnent précipité cristallin.

Insolubles, se calcinent avec carbonate de soude;

on dissout le phosphate de soude dans l'eau, on ajoute l'acide azotique et on obtient ensuite le précipité jaune d'azotate d'argent.

Quelques-uns jaunissent de suite par azotate d'argent.

En ajoutant à une liqueur renfermant des traces d'acide phosphorique, une dissolution de molybdate-d'ammoniaque dans l'acide azotique, on obtient aussitôt un précipité jaune pulvérulent.

Phosphites et hypophosphites. — Dégagement d'hydrogène ou d'hydrogène phosphoré par calcination.

Phosphites précipitent l'eau de chaux qui n'est pas précipitée par hypophosphites.

Réduisent les sels d'argent et de mercure.

Arséniates. — Odeur d'ail en les chauffant avec carbonate de soude sur des charbons.

Solubles, donnent avec azotate d'argent un précipité rouge brique.

Insolubles, se chauffent avec carbonate de soude, se transforment en arséniates alcalins solubles, qui peuvent se reconnaître avec l'appareil Marsh.

Arsénites. — Odeur d'ail en les chauffant avec carbonate de soude sur des charbons.

Chauffés en tube avec cyanure alcalin, donnent un anneau miroitant d'arsenic.

Solubles donnent avec azotate d'argent un précipité jaune soluble dans ammoniaque et acide azotique.

Additionnés d'acide chlorhydrique, donnent immédiatement par acide sulfhydrique un précipité jaune, tandis que les arséniates précipitent au bout d'un jour ou deux.

L'appareil Marsh peut aussi les faire reconnaître.

Perchlorates. — Chauffés en tube, dégagent beaucoup d'oxygène et laissent un chlorure métallique facile à reconnaître.

Fusent sur charbons ardents; le résidu n'est jamais alcalin; ne sont pas décomposés par acide sulfurique froid.

Chlorates. — Fusent comme les perchlorates. Détonnent avec acide sulfurique concentré, ou se colorent en jaune en dégageant un gaz jaune à odeur de chlore.

Avec acide chlorhydrique, dégagent du chlore et donnent une liqueur jaune foncé qui décolore l'indigo et la teinture de tournesol.

Hypochlorites.—En dissolution décolorent indigo et tournesol.

Dégagent du chlore avec acide chlorhydrique faible.

Avec ammoniaque dégagent de l'azote; doués de l'odeur piquante du chlorure d'azote.

Bromates et iodates. — Chauffés laissent pour résidu un bromure ou un iodure métallique.

Se transforment en bromures ou iodures métalliques sous l'action du protochlorure d'étain et de l'acide sulfureux.

Acide sulfureux, même dans une liqueur acide peut mettre l'iode et le brome en liberté.

Carbonates. — Effervescence avec les acides, dégageant acide carbonique qui précipite l'eau de chaux en blanc.

Tous sont décomposés par le phosphore.

Borates. — Fondent au chalumeau avec perle vitreuse.

Leur solution concentrée et chaude, dépose par acide sulfurique des écailles cristallines d'acide borique en refroidissant.

Silicates. — *Solubles*, précipitent de la silice gélatineuse par le sel ammoniac.

Saturés d'acide chlorhydrique, évaporés, repris par l'eau, laissent un dépôt de silice pulvérulente.

Insolubles, traités par carbonate de soude, donnent silicate soluble de soude.

Avec fluorure de calcium et acide sulfurique donnent fluorure de silicium.

Borates donneraient fluorure de bore.

Sels en particulier

Les sels de manganèse,	sont :	roses.
Les sels de protoxyde de fer, ferreux,	—	vert bleuâtre.
Les sels de sesquioxyde de fer, ferriques,	—	jaunes, jaune rougeâtre, jaune brun.
Les sels de sesquioxyde de chrome,	—	vert émeraude.
Les sels de nickel,	—	verts ou blanc verdâtre.

Les sels de cobalt, sont : rouge groseille, roses, bleu violacé, bleus.

— de cuivre, — bleus ou verts.
— d'or, — jaune d'or.
— de platine, — jaune orangé.

Les sels solubles ont une saveur qui dépend de la nature de la base. Ainsi :

Les sels de glucine, sont : sucrés.
— d'alumine, — astringents.
— de magnésie, — amers.
— de chaux, }
— de strontiane, } — piquants.
— de baryte, }
— de soude, — salés.
— de plomb, (— sucrés, puis âcres et
— de nickel, (styptiques.

Les autres sels ont la saveur *métallique*.

Sels de potasse. — Par le carbonate de soude aucun précipité.

L'acide hydrofluosilicique donne un précipité blanc gélatineux opalin (fluosilicate de potassium).

Le chlorure de platine donne un précipité jaune ne donnant aucun dégagement de gaz à l'ébullition avec de la potasse ou de la soude.

Sels de soude. — Aucun précipité avec le carbonate de soude. L'hydrofluosilicique donne un précipité gélatineux, blanc, moins opalin que pour les précédents.

Aucun précipité par le chlorure de platine. Colorent les flammes en jaune.

Sels ammoniacaux. Aucun précipité par carbonate de soude.

Chlorure de platine donne un précipité jaune qui dégage un gaz piquant à réaction alcaline à l'ébullition avec la potasse ou la soude.

Sels de baryte. — Incolores. Donnent par :
Acide sulfurique. — Précipité blanc de sulfate de baryte, insoluble dans l'acide nitrique : ne noircit pas sous l'action de l'acide sulfhydrique.
Potasse. — Précipité blanc d'oxyde de baryum hydraté.
Ammoniaque. — Rien.
Carbonates alcalins. — Précipité blanc de carbonate de baryte.

Sels de strontiane. — Colorent les flammes en rouge.

Sels de chaux. — *Acide sulfurique.* — Précipité blanc dans les liqueurs concentrées ; ne se forme pas dans les liqueurs étendues.
Carbonates alcalins. — Précipité blanc.
Acide oxalique et oxalates. — Précipité blanc d'oxalate de chaux, soluble dans acide chlorhydrique, insoluble dans acide acétique.

Sels de magnésie. — *Potasse.* — Précipité blanc gélatineux.
Ammoniaque. — Rien dans une liqueur acide ; précipité d'une partie de la magnésie dans une liqueur neutre.
Carbonate d'ammoniaque. — Précipité de carbonate de magnésie.

Ammoniaque et phosphate de soude. — Précipité blanc cristallin de phosphate ammoniaco-magnésien.

Sels d'aluminium. — *Potasse et soude.* — Précipité blanc d'alumine soluble dans un excès de réactif.

Ammoniaque. — Précipité blanc insoluble dans un excès de réactif.

Carbonates alcalins. — Précipité d'alumine avec dégagement d'acide carbonique.

Sulfhydrate d'ammoniaque. — Précipité blanc d'alumine et dégagement d'hydrogène sulfuré.

Acide sulfhydrique. — Rien.

Sels de fer. — Caractères différents suivant qu'ils renferment du protoxyde ou du peroxyde de fer, c'est-à-dire, suivant qu'ils sont oxydés *au minimum* ou *au maximum.*

	AU MINIMUM	AU MAXIMUM
Potasse	Précip. verdâtre.	Précipité brun.
Ammoniaque	Précip. verdâtre.	id.
Sulfhydrate d'ammoniaque	Précipité noir.	Précipité noir.
Acide sulfhydrique	Rien.	Précipité blanc de soufre, la liqueur est ramenée au minimum.
Ferro-cyanure de potassium	Précip. blanc qui bleuit à l'air.	Précipité de bleu de Prusse.
Ferri-cyanure de potassium	Bleu de Prusse.	Coloration rouge.
Tannin	Rien.	Préc. noir d'encre.

Sels de zinc. — *Potasse.* — Précipité blanc soluble dans excès de réactif.

Ammoniaque. — Précipité incomplet dans une liqueur acide, comme pour les sels de magnésie.

Hydrogène sulfuré. — Précipité blanc soluble dans excès d'acide chlorhydrique.

Sulfhydrate d'ammoniaque. — Précipité blanc de sulfure de zinc, soluble dans l'acide chlorhydrique.

Sels d'étain. — Ont comme les sels de fer un maximum et un minimum d'oxydation.

	AU MINIMUM	AU MAXIMUM
Potasse..............	Préc. blanc d'oxyde d'étain.	Précip. blanc.
Ammoniaque.......	Id.	Id.
Carbonates alcalins	Id. avec dégagement de CO_2.	Id.
Cyano-ferrure de potassium	Précipité brun gélatineux.	Précip. blanc.
Acide sulfhydrique	Préc. brun de proto-sulfure d'étain.	Précip. jaune de bisulfure d'étain (*or mussif*).
Chlorure d'or.......	Coloration pourpre dans une liqueur étendue. Précipité brun dans une liqueur concentrée (*pourpre de Cassius*).	Rien.

Sels de manganèse. — *Potasse.* — Précipité blanc sale qui brunit à l'air.

Sulfure d'ammonium. — Précipité couleur chair.
Carbonates alcalins. — Précipité blanc sale.

Chauffés au chalumeau avec potasse caustique ou nitrate de potasse, donnent une masse qui se dissout dans l'eau avec couleur verte (manganate).

Sels d'antimoine. — *Acide sulfhydrique* donne un précipité rouge, la liqueur se trouble par un excès d'eau.

Sels de Bismuth. — Précipités blancs de sous-sels quand on les traite par l'eau.

Hydrogène sulfuré. — Précipité brun noir insoluble dans un excès de réactif.

Carbonates alcalins. — Précipité blanc insoluble dans un excès de réactif.

Chauffés au chalumeau avec carbonate de soude, donnent un globule métallique, très cassant.

Sels de chrôme. — *Sulfhydrate d'ammoniaque* produit un précipité vert sale d'oxyde de chrôme qui, chauffé avec de la potasse, se transforme en chrômate jaune de potasse.

Sels de cobalt. — Les plus importants sont des sels de protoxyde. Solution rose ou rouge groseille, devenant bleue par la chaleur surtout dans liqueur acide.

Potasse. — Précipité bleu, qui est un sel basique. Avec excès de réactif le précipité se convertit en hydrate de cobalt, rose pâle.

Sulfure d'ammonium. — Précipité noir.

Ammoniaque. — Précipité bleu soluble dans excès de réactif.

Chauffés au chalumeau avec borax, donnent une perle d'un bleu pur.

Sels de nickel. — *Potasse.* — Précipité vert pomme.

Carbonates alcalins. — Précipité blanc verdâtre.

Sulfure d'ammonium. — Précipité noir.

Ammoniaque. — Dans solutions neutres, précipité vert d'hydrate de nickel qui se dissout dans excès de réactif en formant une liqueur bleue.

Sels de plomb. — *Potasse.* — Précipité blanc soluble dans excès de réactif.

Carbonates alcalins. — Précipité blanc.

Acide sulfurique. — Précipité blanc insoluble.

Hydrogène sulfuré. — Précipité noir.

Bichromate de potasse. — Précipité jaune de bichromate de plomb (jaune de chrôme).

Iodure de potassium. — Précipité jaune d'iodure de plomb.

Sels de cuivre. — Diffèrent de caractère suivant qu'ils sont formés de protoxyde, oxyde cuivreux, ou de bioxyde, oxyde cuivrique.

	OXYDE CUIVREUX Cu^2O	OXYDE CUIVRIQUE CuO
Potasse	Précipité jaune brun, soluble dans excès de réactif.	Précipité bleu, devenant noir par l'ébullition.
Ammoniaque	Précipité blanc, bleuissant à l'air et soluble dans excès de réactif.	Coloration bleu céleste.
Carbonates alcalins	Précipité jaune.	Précipité bleu, qui noircit par l'ébullition.
Sulfhydrate d'ammoniaque	Précipité noir, insoluble dans le sulfhydrate.	Précipité noir, insoluble dans un excès de réactif.
Hydrogène sulfuré.	Précipité brun.	Précipité noir.
Cyano-ferrure de potassium	Précipité blanc, brunissant à l'air.	Précip. rouge brun avec de simples traces de cuivre.

Sels de mercure. — Une lame de cuivre plongée dans une solution mercurielle se recouvre de mercure métallique.

	OXYDE MERCUREUX Hg^2O	OXYDE MERCURIQUE $Hg\,O$
Potasse	Précipité noir.	Précipité jaune.
Sel marin	Précipité blanc.	Rien.
Iodure de potassium	Précipité jaune verdâtre.	Précip. rouge, soluble dans excès de réactif.
Hydrogène sulfuré	Précipité noir.	Précipité blanc, qui rougit, puis noircit.

Sels d'argent. — *Potasse.* — Précipité brun d'oxyde d'argent.

Chlorure de sodium. — Précipité blanc caillebotté, soluble dans l'ammoniaque, insoluble dans l'acide azotique.

Iodure de potassium. — Précipité jaune.

Hydrogène sulfuré. — Précipité noir.

Les sels d'argent noircissent à la lumière.

Sels d'or. — *Acide sulfhydrique.* — Précipité noir, on traite la liqueur par le protochlorure d'étain, qui produit un précipité rouge brun.

Sels de platine. — Faciles à décomposer par la chaleur, donnent un résidu de platine en mousse.

Sels de potasse et d'ammoniaque. — Précipité jaune d'hydrate de bioxyde de platine, apparaissant par concentration des liqueurs, agitation prolongée ou addition d'alcool.

DROGUES

I. — Acide arsénieux pulvérisé

Anhydride arsénieux, arsenic blanc, chaux d'arsenic, mort aux rats, oxyde blanc d'arsenic, fleurs d'arsenic, deutoxyde d'arsenic.

$$\text{f. éq. As O}^3 \qquad \text{f. at. As}^2\text{O}^3$$

Ne fut connu en Europe qu'à l'époque de Geber, IXe siècle.

Préparation. — S'obtient dans les arts, par le grillage des minerais arsénicaux, principalement de l'arséniure de fer et de cobalt; les vapeurs d'acide arsénieux se condensent dans de longues cheminées; on les sublime dans des vases de fer, on obtient alors l'acide blanc *vitreux* qui devient *opaque* à l'air.

Propriétés. — La poudre est blanche et ressemble à du sucre pulvérisé, sans odeur, saveur douce; calciné, il répand une *odeur d'ail*.

N. B. — Nous donnons les formules de la théorie des équivalents (*f. éq.*) et de la théorie atomique (*f. at.*).

Sa solubilité dans l'eau s'augmente par addition d'un peu d'alcali; plus soluble dans alcool, glycérine.

Sa solution aqueuse neutralisée par ammoniaque donne avec sulfate de cuivre un précipité vert d'arsénite de cuivre (*vert de Scheele*); avec azotate d'argent, précipité jaune d'arsénite d'argent. Si on y plonge une lame de cuivre elle se recouvre d'une couche grise d'arsenic, si c'est une lame de zinc et que la solution soit additionnée d'acide chlorhydrique ou sulfurique, il se forme de l'hydrogène arsenié.

$$As^2 O^3 + 6H^2 = 3H^2 O + 2As H^3$$

C'est cette réaction qui est le principe de l'*appareil de Marsh* pour la recherche de l'arsenic. Dans un appareil à hydrogène, on ajoute un peu de la substance suspecte, on enflamme l'hydrogène qui s'échappe, et on voit en brisant la flamme sur une soucoupe blanche se former des taches d'un brun noir, c'est de l'arsenic provenant de l'hydrogène arsenié décomposé par la flamme.

On peut encore procéder ainsi dans la recherche de l'arsenic :

On lave à l'éther les matières suspectes, pour les débarrasser des corps gras, puis on en jette des grains sur des charbons ardents, ils dégagent alors une odeur d'ail caractéristique, qui se produit toutes les fois qu'on réduit ou qu'on oxyde l'arsenic. Ou encore, on dissout de ces matières dans de l'eau chaude aiguisée d'acide chlorhydrique; la dissolution incolore traitée par acide sulfhydrique, donne un précipité jaune de sulfure d'arsenic ($As S^3$), que l'on reconnaît en le chauffant en tube fermé avec carbonate de soude et cyanure de potassium ; il se dégage alors de l'arsenic métallique qui vient se condenser sous forme d'anneau miroitant sur les parois supérieures du tube. Cet anneau se déplace par la chaleur de la lampe, et si on le chauffe dans son tube après l'avoir ouvert, il se grille (s'oxyde), dans le courant d'air qui traverse le tube, et se transforme en acide arsénieux qui se condense dans les parties supérieures plus froides du tube. On pourra le reconnaître facilement.

Quand on n'a pas les matières suspectes fraîches, il faut prendre des viscères, par exemple, les chauffer avec de l'acide sulfurique concentré, dans une petite capsule, les transformer par carbonisation en une masse noire brillante, à laquelle on ajoute de l'acide azotique pur, afin d'oxyder l'arsenic qui aurait pu être réduit et transformer l'acide arsénieux en acide arsénique plus soluble, puis on traite par l'eau distillée. Si la matière organique a été toute détruite, le liquide doit être alors incolore, sinon il faut recommencer le grillage. On divise cette solution en 2 parties qu'on soumet, l'une à l'appareil Marsh, l'autre au dernier procédé (acide sulfhydrique).

Applications. — Fébrifuge (doses progressives de 3 à 9 centigrammes); escharotique, anticancéreux; antidartreux, antiherpétique; contre goutte, syphilis, morsure des animaux vénineux, maladies des os, diverses névroses (10 milligrammes), chorée (5 centigrammes), asthme et phthisie.

A hautes doses c'est un poison violent qui corrode et perfore rapidement les parois de l'estomac, il faut provoquer des vomissements, et administrer de l'oxyde de fer hydraté ou de la magnésie non calcinée, qui forment avec lui des sels insolubles.

II. — Liqueur de Fowler

Liqueur arsenicale de Fowler. Solution d'arsenite de potasse. Liqueur minérale de Fowler.

Préparation. — On fait bouillir du carbonate de potasse et de l'acide arsénieux dans de l'eau distillée, on filtre après refroidissement, on aromatise avec essence de mélisse, de cannelle, de lavande ou d'angélique, et on verse de l'eau jusqu'à ce que la liqueur ne contienne plus qu'un centième de son poids d'acide arsénieux.

Liquide incolore, saveur un peu sucrée.

Applications. — Contre les maladies de peau, dartres, herpès, etc. ; les fièvres intermittentes ; la chorée. Dose progressive de 2 gouttes à 25 par jour, puis on diminue pour réaugmenter.

III. — Acide azotique

Esprit de nitre, acide oxyseptonique, acide nitreux blanc, acide nitrique, oxynitrique, azotate hydrique, eau forte.

$$\text{f. éq. } AzO^3HO \qquad \text{f. at. } AzO^3H$$

Découvert par Raymond Lulle en 1225, mais paraît avoir été connu des Arabes au VIIIe siècle.

Préparation. — On décompose un azotate alcalin par l'acide sulfurique en chauffant,

$$AzO^3Na + SO^4H^2 = SO^4NaH + AzO^3H$$

il se forme un sulfate alcalin et l'acide azotique se

condense dans un récipient. On utilise cette réaction dans les arts, et l'acide azotique va se condenser dans une série de bonbonnes en grès.

Propriétés. — Liquide incolore quand il est pur, jaunissant à la lumière; répand des fumées blanches à l'air. Oxydant énergique.

Applications. — Contre excroissances, verrues; ravive les plaies atteintes de pourriture d'hôpital; caustique; très étendu en boissons dans fièvre typhoïde, diabète, maladies de peau; collutoires et gargarismes contre aphtes vénériens; antisyphilitique; pur étendu, avec sirop à la dose 5 à 6 gouttes dans un verre d'eau sucrée, contre la coqueluche; contre enrouement des chanteurs, en le donnant jusqu'à agréable acidité; contre hémorrhoïdes internes. Corrode les tissus organiques en les colorant en jaune, pour enlever les taches aux mains, prendre sulfhydrate d'ammoniaque avec un peu de potasse caustique, on frotte avec un corps dur, puis on lave avec eau acidulée d'acide sulfurique, on sait pourtant que les sulfures alcalins sont épilatoires avec excès d'alcali.

IV. — Acide borique

Sel sédatif ou narcotique de Homberg, fleurs de borax, acide du borax, acide boracique.

f. éq. BoO^3 f. at. BoO^3H^3

Découvert par Homberg en 1702 ou par Hœfer en 1777.

Préparation. — En Toscane, de petits lacs, *lagoni,*

sont traversés par des émanations gazeuses *suffioni*, venant de fissures du sol, et entraînant de l'acide borique, lequel se dissout dans l'eau des lacs, on évapore celle-ci et on obtient l'acide borique; on le purifie par de l'albumine.

On se le procure encore en décomposant le borate double de soude et de chaux (*tinkalzite*) découvert dans la République de l'Equateur.

Dans les laboratoires en traitant une solution concentrée de borax (biborate de soude) par acide chlorhydrique; ou bien en traitant à chaud borax (300) par acide sulfurique (100) dans eau distillée (1200) en présence d'un blanc d'œuf, qui a pour but de faire obtenir des lames plus belles, quand on laisse cristalliser par refroidissement.

$$BoO^3N^3a + 3Hcl = BoO^3H^3 + 3NaCl$$

Propriétés.— Ecailles nacrées, à toucher onctueux, peu solubles dans eau, davantage dans alcool, qu'elles font brûler avec flamme verte.

Dans la flamme du chalumeau il forme des perles de verre blanc.

Applications. — Sédatif, fondant, 25 centigrammes à 2 grammes; abandonné, n'est plus employé qu'en combinaison dans le borax et la crême de tartre soluble; astringent, antiseptique.

V. — Acide chromique

Anhydride chromique

$$CrO^3$$

Découvert par Vauquelin en 1797.

Préparation. — On ajoute à une solution de bichrômate de potasse, 1 fois 1/2 son volume d'acide sulfurique concentré, exempt de plomb.

$$Cr^2O^7K^2 + SO^4H^2 = 2CrO^3 + SO^4K^2 + H^2O$$

L'acide chromique cristallise, on décante et fait sécher.

Propriétés. — Cristaux en aiguilles, rouge rubis ; saveur âcre et styptique, deliquescents, solubles dans eau et alcool hydraté (alcool absolu les transformerait en sesquioxyde de chrôme). Oxydant énergique. Ne peut s'employer qu'avec l'eau.

Applications. — Sa solution officinale (parties égales d'acide et d'eau) employée dans les hôpitaux est un caustique énergique. Dissout les tissus animaux, s'emploie contre excroissances, verrues; solution concentrée (5 p. ou 5,10 pour 15 d'eau), contre carcinômes, végétations syphilitiques; solution étendue (1 partie pour 100 d'eau), dessicatif et astringent contre démangeaisons des affections cutanées.

VI. — Acide sulfurique alcoolisé

Eau de Rabel, huile ou esprit de vitriol dulcifié, gouttes acides toniques, mixture d'acide sulfurique, acide sulfurique dulcifié.

Préparation. — On verse de l'acide sulfurique pur sur de l'alcool, on ajoute des pétales de coquelicots ou un peu de cochenille, pour colorer, au mélange refroidi; on laisse macérer pendant quatre jours, puis on filtre.

Par suite de l'action de l'acide sulfurique sur l'alcool, l'eau de Rabel est un mélange d'acide sulfurique, d'acide sulfovinique ou éthylsulfurique et d'alcool.

Applications. — Astringent, antiseptique, hémostatique, sert quelquefois à arrêter le sang des morsures de sangsues.

En injections très étendues, à l'intérieur 1 gramme pour 125 d'eau.

VII. — Sulfate d'alumine

f. éq. $Al^2O^3,3SO^3 + 18HO$ f. at. $(SO^4)^3Al^2 + 18H^2O$

Préparation. — On chauffe des argiles non ferrugineuses avec de l'acide sulfurique, on emploie de préférence de l'alumine récemment précipitée et lavée et de l'acide sulfurique étendu.

Ce sel est très soluble, on laisse cristalliser en évaporant.

Propriétés. — Cristaux nacrés en aiguilles, plus souvent en lames minces. Saveur de l'alun, incolore, réaction acide, très hygrométrique.

Applications. — Topique en solution contre cancer ulcéré, plaies de mauvaise nature, scorbut. Mêmes usages que l'alun.

Sert à la conservation des viandes et au collage de la pâte du papier.

VIII. — Alun pulvérisé

Voyez sulfate d'alumine et de potasse.

IX. — Carbonate d'ammoniaque.

Alcali volatil concret, sel volatil d'Angleterre, sesquicarbonate d'ammoniaque, sous-carbonate d'ammoniaque.

f. éq. CO^2AzH^3HO f. at. $2[CO^3(AzH^4)^2]+CO^2+2H^2O$.

Préparation. — On distille du sulfate d'ammonium et de la craie, ou 1 p. de sel ammoniac et de la craie, le carbonate se condense dans le récipient.

$$2AzH^4Cl + CO^3Ca = CO^3(AzH^4)^2 + CaCl^2.$$

Propriétés. — Incolore, efflorescent, odeur d'ammoniaque. Soluble dans 2 p. d'eau froide, se décompose par l'eau bouillante.

Applications. — Excitant, diaphorétique énergique. Recommandé dans scrofule, syphilides, diabète. On en fait une pommade, on l'emploie en fumigations. Mêlé à de la potasse ou de la chaux qui en dégagent l'ammoniaque, il constitue les *sels volatils anglais,* dont les Anglais garnissent les flacons de poche et se servent en aspirations. Mais on prépare ces sels généralement de la manière suivante : carbon. d'am. en morceaux de 1 cm. cube, aromatisé d'essence de bergamote (25 gouttes), de roses (10 g.), de cannelle (5 g.), de girofle (10 g.), de lavande (15 g.), extrait de musc (20 g.), le tout arrosé d'ammoniaque.

A l'intérieur 0,05 à 2 grammes ; à l'extérieur c'est un rubéfiant. Les pâtissiers l'emploient pour rendre leurs pâtes plus volumineuses et plus légères, surtout les biscuits.

X. — Chlorhydrate d'ammoniaque.

*Chlorure d'ammonium, sel ammoniac, sel armé-
niac, hydrochlorate d'ammoniaque, chlorure
ammonique.*

f. éq. AzH³,HC*l*.   f. at. AzH⁴C*l*.

Mentionné pour la première fois par Geber, IXe
siècle.

Préparation. — Tous les volcans exhalent de ce
sel. On l'importait autrefois d'Égypte, où on l'obtenait par sublimation de la suie provenant de la combustion des fientes de chameaux. En France, aujour-
d'hui, on le tire de la décomposition au feu des
cornes, vieux cuirs, ou par le traitement des eaux
de gaz d'éclairage, des eaux vannes et des urines
putréfiées ; on obtient ainsi du carbonate d'ammoniaque, que l'on transforme par du sulfate de chaux
en sulfate d'ammoniaque, qui est lui-même enfin décomposé par le chlorure de sodium.

Propriétés. — En pains gris ou blancs (suivant le
degré de pureté) hémisphériques percés au milieu.
Incolore, de texture fibreuse, peu odorant, saveur
piquante. Soluble dans trois parties d'eau froide, peu
dans l'alcool.

Applications. — Fondant, stimulant, diurétique,
diaphorétique ; contre scrofule, tumeurs squirrheuses,
rhumatismes, angine tonsillaire ; fébrifuge ; en potions, tisanes, gargarismes, collyres. Entre dans le
vin anti-scorbutique. En inhalations il est anti-catar-
rhal. Dose 1 à 2 grammes. Sert à décaper les métaux.

XI. — **Valérianate d'ammoniaque.**

Valérate d'ammoniaque.

Découvert par M. Chevreul.

Préparation. — En saturant de l'acide valérique ($C^5H^{10}O^2$) par du carbonate d'ammoniaque, on l'obtient à l'*état liquide concentré*; en faisant arriver du gaz ammoniac sec dans de l'acide valérique sirupeux, on l'obtient à l'*état solide* blanc et cristallisé en prismes, ou encore en exposant sous cloche une soucoupe pleine d'acide valérique au-dessus d'un mélange de sel ammoniac grossièrement pulvérisé avec de la chaux, au bout de quelques jours l'acide valérique s'est transformé en valérate d'ammoniaque cristallisé.

Propriétés. — Incolore à l'état liquide, blanc à l'état solide, déliquescent, volatil, soluble dans eau, alcool, éther; saveur douce et sucrée, odeur particulière (celle de l'urine de chat).

Applications. — Anti-névralgique (5 à 50 cgr.) en pilules ou en solution, contre névralgie, spasmes, hystérie, épilepsie.

XII. — **Antimoine métallique.**

Régule d'antimoine, régule.

Connu de Pline; Basile Valentin, bénédictin, enseigna au XVe siècle le moyen de l'extraire de ses minerais. On attribue son nom à l'action funeste qu'il exerça sur les moines qui le préparaient.

Préparation. — On fond le minerai (sulfure), puis on le grille à l'air, le soufre se dégage, il reste un oxyde encore mêlé de sulfure, on pulvérise, on mélange avec du charbon et de la soude, puis on calcine au creuset; l'antimoine se prend en un culot ou régule au fond du creuset, il est facile de le séparer de la scorie.

On peut le fondre encore avec du sulfure de fer, mais pour l'avoir bien pur on réduit l'antimoine du commerce par la chaleur, on le débarrasse alors du fer, de l'arsenic et du cuivre qu'il contient toujours; ou bien on réduit par le charbon l'oxyde pur d'anti-moine ou l'acide antimonique.

Propriétés. — Métal d'un blanc argentin, très brillant, à cassure grenue ou lamelleuse. Fond à 450°; peut cristalliser en petits rhomboèdres.

Applications. — Émétique et purgatif. On en faisait jadis de petites balles qu'on avalait pour se purger, et comme elles étaient rendues intactes, elles servaient indéfiniment et se transmettaient de père en fils (*pilules perpétuelles*). On en a fait aussi en l'alliant à l'étain, des gobelets où le vin acquérait en y séjournant une qualité émétique et purgative.

En poudre ou en pilules de 1 à 4 grammes dans pneumonie et rhumatisme articulaire.

XIII. — Chlorure d'antimoine.

Beurre d'antimoine concret, muriate, hydrochlorate ou proto-chlorure d'antimoine, trichlorure d'antimoine.

f. éq. Sb²Cl³   **f. at. SbCl³.**

Préparation. — Par l'action de l'acide chlorhydrique sur le sulfure d'antimoine à chaud,

$$Sb^2S^3 + 6HCl = 2SbCl^3 + 3H^2S,$$

on distille jusqu'à siccité.

Propriétés. — Demi-transparent, incolore, d'apparence onctueuse, déliquescent. Son déliquium est le *beurre d'antimoine liquide*, ou *huile d'antimoine*. Trente ou quarante parties d'eau le décomposent et produisent un précipité blanc cristallin *d'oxychlorure d'antimoine*, employé jadis en médecine sous les noms de *poudre d'Algaroth, mercure de vie* ou *de mort, sous-muriate d'antim. précip*. Le liquide où se fait ce précipité s'appelait *esprit de vitriol des philosophes*.

En chauffant doucement le chlorure d'antimoine avec une solution d'hyposulfite de soude, puis lavant à l'acide acétique et à l'eau, on obtient le *vermillon* ou *cinnabre d'antimoine*, poudre rouge cramoisi, qui est une modification isomérique du sulfure d'antimoine et qui, bouilli avec du carbonate de soude, donne du kermès.

Applications. — Violent caustique, sur plaies, morsures d'animaux venimeux ou enragés.

Sert à bronzer les métaux et à colorer les cuirs.

XIV. — Kermès de Cluzel

Kermès minéral, poudre des Chartreux, oxyde d'antimoine brun, soufre antimonié tartarisé, oxydo-sulfure d'antimoine hydraté, sulfure d'antimoine précipité ou brun, sulfhydrate d'antimoine, hydrosulfate ou sous-hydrosulfate d'antimoine.

$$Sb^2S^2O$$

Découvert par Glauber.

Préparation. —· Le procédé de Cluzel est celui du Codex.

On fait dissoudre à chaud dans une bassine de fonte, 1280 de carbonate de soude crist. dans 1280 d'eau, on fait bouillir et on ajoute 60 de sulfure d'antimoine en poudre fine, on laisse bouillir, puis on filtre la liqueur, qui laisse déposer par refroidissement une matière d'un jaune brun velouté. Il s'est formé dans la réaction du sulfure de sodium et d'antimoine, ce dernier entraîne en se précipitant du sulfure alcalin, et aussi de l'oxyde d'antimoine.

Propriétés. — Insipide, inodore, insoluble, d'un rouge brun; s'altère facilement par l'air, la lumière, les acides.

Tel est le *Kermès par la voie humide*, on en connaît un dit *Kermès par la voie sèche* ou *caballin*, employé en médecine vétérinaire et produit avec le carbonate de potasse qui donne plus de kermès que le carbonate de soude.

Applications. — Stimulant, émétique, diaphorétique, altérant, béchique, expectorant (5 à 20 centigrammes). Vomitif, contro-stimulant dans pneumonie aiguë (2 grammes). On en fait des pastilles.

XV. — Soufre doré d'antimoine

Deuto-sulfure d'antimoine, oxyde d'antimoine hydrosulfuré orangé, sulfure d'antimoine sulfuré, oxysulfure d'antimoine sulfuré hydraté, sous ou sur-hydrosulfate sulfuré d'antimoine.

Préparation. — En versant dans la liqueur froide qui a servi à la fabrication du kermès, et qui contient encore une certaine quantité du sulfure, de l'acide chlorhydrique étendu, il se dépose une poudre d'un jaune rougeâtre, qui est du persulfure d'antimoine impur et qu'il suffit de laver et de laisser sécher pour avoir le soufre doré d'antimoine.

On l'obtiendrait plus beau et plus avantageusement en décomposant par l'acide sulfurique le sel de Schlippe (SbS^4Na^3) kermès des Allemands, qui est un sulfure d'antimoine et de sodium, (sulfantimoniure de sodium).

Applications. — Excitant, altérant, diaphorétique, diurétique, fondant, émétique, laxatif, jusqu'à 1 gr.; s'emploie beaucoup en Allemagne.

XVI. — Sulfure d'antimoine

Antimoine cru ou sulfuré, sulfidé antimonieux, protosulfure d'antimoine, sulfure antimonieux.

$$Sb^2S^3$$

C'est le minerai d'antimoine *(stibine)*, fort anciennement connu; chez les Hébreux les femmes s'en noircissaient les sourcils, et les Grecs l'employaient comme astringent et siccatif.

Préparation. — On fond la stibine et on obtient alors le sulfure en aiguilles brillantes, métalliques, donnant une poudre noire.

Il contient toujours des sulfures de plomb, de fer et d'arsenic dont il faut le débarrasser. On a même dit que c'était à cet arsenic qu'il devait ses propriétés antidartreuses.

Pour l'obtenir pur, on peut mêler de l'antimoine purifié et pulvérisé avec de la fleur de soufre, chauffer au creuset vivement pour débarrasser de l'excès de soufre.

En grillant, ce sulfure se décompose en oxyde qui s'unit au sulfure non décomposé et forme des oxysulfures, plus ou moins employés : *foie d'antimoine*, qui réduit en poudre constitue le *safran des métaux, verre d'antimoine*.

N'est plus employé aujourd'hui comme médicament, et ne sert qu'à fabriquer la plupart des sels d'antimoine.

XVII. — Émétique.

Tartrate d'antimoine et de potasse, tartre stibié, émétique ou antimonié, tartrate antimonico-potassique, tartrate double d'antimonyle et de potassium.

f. éq. $KO,Sb^2O^3,C^8H^4O^{10} + 2HO$ f. at. $C^4H^4O^6 \begin{cases} SbO \\ K \end{cases}$

Découvert par Adrien de Mynsicht en 1631 ; c'est un tartrate de potasse dans lequel l'oxyde d'antimoine SbO est venu remplacer la molécule d'eau du bitartrate de potasse.

Préparation. — On fait bouillir de la crême de tartre avec de l'eau et de l'oxyde d'antimoine, ou du verre d'antimoine qui se dissout dans la liqueur, on laisse déposer, on filtre, et on purifie par une seconde cristallisation les cristaux obtenus par refroidissement.

Ou bien : antimoine sec pur, crême de tartre pulvérisée, on ajoute de l'eau, on fait bouillir et on purifie comme ci-devant les cristaux obtenus par refroidissement.

Propriétés. — Blanc opaque, inodore, saveur âcre et désagréable ; cristallise en octaèdres ou tétraèdres transparents, solubles dans 14 d'eau froide et 2 d'eau bouillante. Cette solution aqueuse, additionnée d'alcool laisse précipiter l'émétique en poudre fine, plus soluble dans l'eau que la poudre obtenue mécaniquement.

Applications. — Vomitif par excellence (2 à 20 cg.); purgatif, 5 à 10 cg. dans deux litres d'eau ; contro-stimulant, à doses très élevées dans pneumonie, mais il peut produire le *choléra stibié*. A l'extérieur, rubéfiant, en pommade ou sur des emplâtres.

XVIII. — Verre d'antimoine.

Nous avons vu dériver du sulfure d'antimoine plusieurs produits secondaires, *oxysulfures,* parmi lesquels le verre d'antimoine.

Préparation. — On grille le sulfure d'antimoine, on le fond, on le maintient longtemps en fusion, dans un creuset de terre, auquel il prend de la silice et constitue alors un verre jaune hyacinthe.

Si en le fondant on y ajoutait du carbonate de potasse, et qu'on le coule, on obtiendrait un produit semi-opaque, comme vitreux qui serait le *foie d'antimoine, oxyde d'antimoine sulfuré demi-vitreux. foie de soufre antimonié, sulfure d'antimoine et de potasse,* qui pulvérisé constituait le *safran des métaux.*

La *rubine d'antimoine, magnesia opalina, antimoine diaphorétique rouge,* était un produit analogue résultant de la fusion de sulfure d'antimoine, de nitre et de sel marin.

On substitue souvent à ces produits des *scories* provenant de l'extraction de l'antimoine de son sulfure.

Applications. — Servent en médecine vétérinaire.

Pour le *vermillon* ou *cinnabre d'antimoine,* voir *chlorure d'antimoine.*

XIX. — **Nitrate d'argent cristallisé.**

Cristaux de lune, nitre ou caustique lunaire, nitrate acide d'argent, azotate d'argent.

f. éq. AzO^5,AgO f. at. $AzO^3Ag.$

Préparation. — On dissout à chaud, de l'argent

pur (500) dans acide nitrique (690) étendu d'eau distillée (310). On fait cristalliser, on reprend les cristaux, on les dissout dans eau distillée et fait cristalliser de nouveau.

On peut aussi prendre des pièces de monnaie, mais alors le nitrate d'argent renferme du nitrate de cuivre.

Propriétés. — Cristallise en lames rhomboïdales anhydres. Incolore, inodore, saveur styptique, métallique, désagréable, très caustique, soluble dans son poids d'eau distillée.

Sa solution tache la peau en violet, on peut l'enlever avec acide azotique étendu, ou avec de l'iodure de potassium, ou par un lavage à la graine de lin si les taches sont récentes ; ou bien encore avec un peu de cyanure de potassium dissous dans de l'eau et additionné de quelques gouttes de teinture d'iode.

Applications. — Cathétérique, antiphlogistique, en injections, collyres, solutés concentrés. Sa solution s'emploie en pulvérisation contre l'aphonie, en lavement contre dyssentérie (0,05, 0,10, 25 à 30 cg.); contre les vieux ulcères. A l'intérieur, tonique, antispasmodique, hydragogue; en pilules contre épilepsie, chorée, mais donne à la peau une teinte ardoise généralisée (1 à 10 cg.).

Un excès d'alcool produit avec lui un composé blanc, cristallin, le *fulminate d'argent*, extrêmement dangereux, qui sert à la fabrication de quelques jouets. *L'acéto-nitrate d'argent* qu'on emploie en photographie est un simple mélange d'acétate et d'azotate d'argent.

Toutes les eaux vendues pour noircir les cheveux

sont à base d'azotate d'argent. Il sert encore à faire l'encre pour le linge.

XX. — **Nitrate d'argent fondu**

Azotate d'argent fondu, pierre infernale, nitrate neutre d'argent.

On fait fondre dans un creuset de platine ou d'argent du nitrate cristallisé, on le coule dans une lingotière graissée ou plombaginée ; quand elle est refroidie, on l'ouvre, on en retire les bâtons d'azotate d'argent, qu'on met dans des flacons, avec des graines fines, (coriandre, lin, psyllium, millet), et mieux de l'amiante ou de la ponce pilée, pour que les cylindres ne se cassent pas. Si on maintient l'azotate en fusion un peu de temps, il se fait une réduction d'argent qui noircit les bâtons ; pour avoir le *nitrate fondu blanc*, il faut tenir le produit acide, de même que pour le *nitrate d'argent en plaques des photographes*, qui se coule dans une assiette.

Applications. — C'est le cautérisant le plus employé, contre chairs fongueuses, plaies de mauvaise nature, boutons varioliques, érysipèles ; pour hâter la cicatrisation des trajets fistuleux, des chancres indolents ; dans le croup.

Pour s'en servir, on a des bâtons montés, *crayons*, que l'on taille pointus au canif, mais mieux avec une lime.

XXI. — Orpiment artificiel

Sulfure jaune d'arsenic, orpin, arsenic jaune, per ou trisulfure d'arsenic, sulfide arsénieux.

f. éq. AsS³   f. at. As²S³

Les produits connus dans le commerce sous les noms de *réalgar* et *d'orpiment artificiel, orpin de Saxe, rubis d'arsenic,* semblent être des mélanges en proportions variables de bi, de tri, ou de pentasulfure d'arsenic.

Quant à l'orpiment proprement dit, il est de la plus haute antiquité. Théophraste en parle 350 ans av. J.-C.

Préparation. — En versant de l'hydrogène sulfuré dans une solution d'acide arsénieux, on colore la liqueur en jaune ; une goutte d'acide chlorhydrique suffit pour y former un précipité jaune serin d'orpiment.

$$As^2O^3 + 3H^2S = As^2S^3 + 3H^2O$$

Propriétés. — Il nous vient de la Perse et du Japon ; il est d'un jaune d'or *(orpin doré)*, en masses demi-transparentes ; inodore, insipide, insoluble, et volatil par la chaleur.

Beaucoup plus répandu dans le commerce que le suivant, il contient une forte proportion d'acide arsénieux et est ainsi beaucoup plus vénéneux.

Applications. — Fébrifuge. Entre dans diverses pâtes épilatoires, surtout en Orient.

XXII. — **Réalgar**

Bisulfure d'arsenic, arsenic rouge, sulfure rouge d'arsenic, rubis d'arsenic, sulfide hypoarsénieux.

f. éq. AsS^2 f. at. As^2S^3

Les anciens l'appelaient *Sandaracha* et l'employaient, suivant Pline, comme médicament et en peinture.

Préparation. — On le trouve dans la nature à l'état de cristaux, en Chine et au Japon où il forme des amas considérables.

On peut le préparer en fondant 75 d'arsenic avec 32 de soufre; on l'obtient en masse rouge opaque, à cassure concoïde.

Propriétés. — Il est fusible, peut être distillé sans s'altérer. Cristaux rhomboïdaux obliques, rouge orangé, insipides, inodores, fragiles, insolubles dans l'eau, plus solubles dans les solutions alcalines, volatils, vénéneux.

Applications. — En peinture, sous le nom d'orpin rouge. En Chine et au Japon on le taille pour en faire des ustensiles, des coupes, en particulier, comme on fait séjourner de l'eau et du jus de citron ou du vinaigre que l'on boit pour se purger. Cela peut se faire avec le réalgar naturel, mais serait dangereux à tenter avec celui du commerce.

XXIII. — Chlorure de baryum

*Terre pesante salée, sel marin barotique, muriate
ou hydrochlorate de baryte.*

f. éq. BaCl,2HO   f. at. $BaCl^2 + 2H^2O$

Préparation. — Avec carbonate de baryte, acide
chlorhydrique, eau distillée, on chauffe doucement,
on filtre, on concentre et on laisse cristalliser.

$$CO^3Ba + 2HCl = BaCl^2 + H^2O + CO^2$$

On décompose par l'acide chlorhydrique le sulfure
de baryum provenant de la réduction du sulfate de
baryte par le charbon de bois ou le noir de fumée,
il se dégage de l'hydrogène sulfuré qu'on enflamme
de suite pour en éviter les effets, on filtre, on lave,
on évapore, puis on redissout dans l'eau distillée avec
un excès de sulfure de baryum pour précipiter le fer
que la dissolution pourrait contenir, on concentre et
on fait cristalliser.

Propriétés. — Cristallise en tables hexagonales,
incolores, efflorescentes; saveur salée, amère, nau-
séeuse; soluble dans 3 p. d'eau, un peu dans l'alcool.

Applications. — A haute dose, c'est un poison;
s'emploie de 1 à 20 centigrammes contre scrofules et
squirrhes avec inflammation.

XXIV. — Bismuth métallique

*Etain de glace, wismuth, plomb cendré, macassite
blanche.*

Bi

Longtemps confondu avec le plomb; Agricola le
décrivit le premier au XVIe siècle.

On le trouve à l'état natif et à l'état d'oxyde et de sulfure en Suède, en Allemagne, en France (Corrèze), en Amérique (Bolivie), en Australie.

Extraction. — Se tire de sa gangue quartzeuse en le chauffant dans des tuyaux de tôle ou de fonte inclinés ; le bismuth fond et s'écoule.

Celui du commerce est impur, plombique et arsenical. On le purifie en le pulvérisant, le chauffant au rouge avec un mélange d'azotate de potasse ou de l'acide azotique $\left(\dfrac{1}{20}\right)$, qui réduisent en oxydes les métaux étrangers plus oxydables que lui, puis on recommence une deuxième fois l'opération.

En Allemagne on emploie un mélange de carbonate de soude et de soufre ; d'autres agissent comme pour l'antimoine ; enfin on réduit encore le nitrate acide en carbonate réductible par le charbon.

Propriétés. — Blanc rosé (ce qui le distingue de l'antimoine qui est blanc bleuâtre), brillant, lamelleux, friable, fusible à 265°, cristallise en cubes, aux teintes irisées les plus vives dues à une pellicule d'oxyde.

Applications. — N'est employé en médecine qu'en combinaisons. Entre dans des alliages de caractères typographiques.

XXV. — Sous-nitrate de bismuth

Sous-azotate de bismuth, blanc de fard, de perle, ou de bismuth, magistère de bismuth, oxyde blanc de bismuth, azotate de bismuthyle.

f. éq. $Bi^2O^3,AzO^5 + 2HO$ f. at. $AzO^4Bi + H^2O$

Préparation. — Sa préparation fut longtemps tenue secrète ; c'est Lémery qui la fit connaître.

Le bismuth se dissout facilement dans l'acide azotique, il forme alors un azotate soluble dans l'eau acidulée et qui jouit, comme tous les sels solubles de bismuth, de la propriété de se décomposer par l'eau ; il en est de même des sels d'antimoine et de ceux d'étain.

On met à profit cette propriété pour la préparation du sous-nitrate de bismuth ; en jetant l'azotate dans un grand excès d'eau, il se forme un précipité blanc, pulvérulent, qui augmente si on ajoute de l'ammoniaque très étendue pour neutraliser en partie l'acide azotique qui devient libre ; ce précipité est le sous-nitrate de bismuth. Mais si on met trop d'ammoniaque, il précipite aussi de l'oxyde de bismuth ; on ne devra donc pas pousser le précipité si on veut avoir du sous-nitrate pur.

Celui du commerce renferme toujours de l'oxyde ; on pourra reconnaître le fait en regardant à la loupe ; le sous nitrate est fin, d'un blanc nacré, comme soyeux ; l'oxyde est mat et amorphe et de plus sans action thérapeutique.

Propriétés. — Blanc nacré, se colore au contact de certaines matières organiques.

Applications. — En poudre fine sur les brûlures (2 ou 3 mm. d'épaisseur). Sédatif, cicatrisant et désinfectant. Antispasmodique ; contre diarrhée, gastrite (2 à 5 gr.) Astringent.

XXVI. — Chlorure de chaux

Oxymuriate, hypochlorite ou sous-chlorure de chaux, chlorure d'oxyde de calcium.

f. éq. CaO,ClO f. at. Cl^2O^2,Ca

Préparation. — En faisant arriver un courant de chlore jusqu'à saturation sur de la chaux.

Propriétés. — C'est une poudre blanche à odeur chloreuse prononcée ; saveur âcre et piquante ; déliquescente et soluble en partie dans l'eau. On peut la considérer comme un mélange d'hypochlorite de chaux, de chlorure de calcium, et d'une certaine quantité de chaux qui lui donne la stabilité.

Se présente sous deux états : à *l'état sec*, c'est celui que nous venons d'écrire, et à *l'état liquide*, qu'on prépare en délayant plusieurs fois dans l'eau le chlorure sec, réunissant les liqueurs et filtrant.

Applications. — Désinfectant, chasse ou détruit les insectes, les souris, les rats.

Distillé avec esprit-de-bois, acétone, il donne du chloroforme. Mêlé au sulfate d'ammoniaque desséché, il donne beaucoup d'azote, de même qu'avec la fibrine, l'albumine, la gélatine, la soie, les plumes.

Liquide, il a été employé en injections contre uréthrite chronique.

XXVII. — Chlorure de calcium

Muriate ou hydrochlorate de chaux.

f. éq. $CaCl$ f. at. $CaCl^2$

Existe dans beaucoup d'eaux minérales.

Préparation. — En faisant agir l'acide chlorhydrique sur du carbonate de chaux.

$$CO^3Ca + 2HCl = CaCl^2 + H^2O + CO^2$$

On passe, on évapore, on ajoute eau bouillante et on laisse cristalliser.

On peut encore prendre le résidu de la distillation de l'ammoniaque ; on le dissout dans l'eau, on passe, on évapore et laisse cristalliser, si on le veut *cristallisé* ; on évapore à siccité, si on le veut *desséché* ; on le chauffe au rouge, si on le veut *fondu* et on le coule sur un marbre. Le premier est médicinal, les deux autres servent dans les laboratoires comme corps hygrométriques pour les dessiccations.

Propriétés. — Cristallise en prismes à six pans ; saveur amère, saline, très déliquescent, (son déliquium est l'*huile de chaux*) ; soluble dans eau et alcool.

Applications. — Purgatif, antiscrofuleux, succédané de l'iodure de potassium aux mêmes doses.

Ne pas le confondre avec *chlorure de chaux.*

XXVIII. — Os calcinés

Terre des os, terre animale, sous-phosphate de chaux, phosphate de chaux.

Préparation. — On calcine des os jusqu'à ce qu'ils soient devenus blancs et cassants, et on les pulvérise. On tirait autrefois le phosphate de chaux en calcinant de la corne de cerf (*corne de cerf calcinée* ou *préparée par le feu,* pour la distinguer de celle dont on enlevait la matière organique par ébullition dans l'eau et qui s'appelait *corne de cerf préparée philosophiquement)* ou de l'ivoire *(spode, ivoire brûlé à blanc).*

On employait jadis pour leur phosphate de chaux, le *crâne* humain, les *os*, les *cornes*, les *mâchoires*, les *dents*, les *rachis* de divers animaux et jusqu'à des excréments de chiens nourris d'os *(album græcum).*

Ne doivent leur emploi qu'au phosphate de chaux qu'ils renferment.

XXIX. — **Phosphate de chaux**

Chaux phosphatée, phosphorite, apatite, coproli-the, chrysolithe.

f. éq. $3CaO,PhO^5$ f. at. $(PhO^4)^2Ca^3$

Se trouve dans la nature à l'état de roches ; en Espagne, en Angleterre, en France, entre Lille et Valenciennes (c'est le *tun* 30 0/0 de phosphate fer-rico-calcique), dans les Ardennes.

Préparation. — On obtient le phosphate de chaux officinal en traitant des os calcinés par l'acide chlo-rydrique et ajoutant assez d'eau pour faire une pâte claire. On laisse agir pendant longtemps en agitant souvent ; puis on délaye la masse dans une grande quantité d'eau, on filtre, on fait bouillir, et quand la liqueur est reposée on décante, on lave le précipité de phosphate calcaire produit, on fait égoutter et sécher.

Ce phosphate est tribasique ; ce n'est pas lui qui sert à l'extraction du phosphore, (voy. ce corps).

On connaît un phosphate de chaux hydraté, dit gélatineux, plus facilement absorbable, qu'on prépare comme l'autre d'abord, mais quand on a délayé le magma de poudre d'os et d'acide chlorhydrique on y ajoute du carbonate de soude en solution, puis on lave à grande eau et on le place entre deux plaques de plâtre qui laissent 2 p. d'eau pour 1 de phosphate. Ce phosphate se met en bouillie dans l'eau. Il a de l'affinité pour les matières colorantes végétales et pour les oxydes métalliques. Ce phosphate tribasique solubilisé par l'acide chlorhydrique (chlorhydrophosphate de chaux) est très recommandé, en soluté, sirop, vin.

Applications. — Absorbant, antirachitique, antidiarrhéique ; de 1 à 5 grammes ; se donne surtout aux enfants.

On lui préfère le lacto-phosphate de chaux.

XXX. — Lacto-phosphate de chaux

Formule indéterminée

Préparation. — On sature l'acide lactique de phosphate de chaux gélatineux, on concentre jusqu'à consistance de miel.

Propriétés. — Produit blanc, soluble dans l'eau et l'alcool.

Applications. — Réconfortant, reconstituant ; contre rachitisme, affections osseuses, mauvais état des voies digestives, dyssenterie, etc. En sirop 1 à 10 grammes.

XXXI. — **Oléate de chaux.**

Liniment calcaire, liniment oléoso-calcaire, savon calcaire.

Préparation. — On mélange de l'eau de chaux avec de l'huile d'amandes douces et après avoir bien agité, on enlève la couche blanche savonneuse qui surnage. On peut y ajouter du laudanum.

S'emploie avec grand succès contre les brûlures, sur lesquelles on l'étend, recouvrant ensuite le tout de coton ouaté. On en a employé un dérivé avec succès contre l'érysipéle.

XXXII. — **Acétate de cuivre cristallisé**

Acétate neutre de cuivre, cristaux de Vénus, verdet cristallisé, acétate de deutoxyde de cuivre.

f. éq. $C^4H^3O^3,CuO$ f. at. $(C^2H^3O^2)^2Cu + H^2O$

Préparation. — On décompose le carbonate de cuivre par l'acide acétique,

$$CO^3Cu + 2C^2H^4O^2 = (C^2H^3O^2)^2Cu + H^2O + CO^2$$

ou bien par double décomposition en mêlant une solution chaude d'acétate de soude à une solution de sulfate de cuivre,

$$2C^2H^3O^2Na + SO^4Cu = (C^2H^3O^2)^2Cu + SO^4Na^2$$

filtrant, évaporant, et faisant cristalliser.

Celui du commerce n'a besoin que d'une purification par solution et cristallisation.

Propriétés. — Beaux cristaux (prismes rhomboïdaux) vert forcé, solubles dans l'eau et l'alcool ; styptiques, très vénéneux. Quand on le distille, il reste un liquide bleu, qui rectifié donne de l'acide acétique mélangé d'un peu d'acétone et qui constitue le *vinaigre martial*.

Applications. — Poison, ne s'emploie qu'à l'extérieur, contre chairs fongueuses, excroissances syphilitiques; en collyre dans ulcération des paupières.

XXXIII. — Acétate basique de cuivre

Verdet gris, vert-de-gris, acétate de cuivre brut, sous-acétate de cuivre, acétate bibasique de cuivre.

f. éq. $C^4H^3O^3,2CuO$ f. at. $(C^2H^3O^2)^2Cu^2O + 6H^2O$

Préparation. — Dans le midi, à Montpellier, en oxydant à l'air des plaques de cuivre humectées de vinaigre ou arrosées de marc de raisin qui subit la fermentation acide.

Propriétés. — En gros pains d'un vert bleuâtre, et présentant dans sa masse des parcelles de cuivre non attaqué; soluble en petite partie seulement dans l'eau.

Applications. — Les mêmes que l'acétate neutre. Entre dans divers onguents et emplâtres.

XXXIV. — Sulfate de cuivre.

Vitriol bleu, de Chypre ou de Vénus, couperose bleue, sulfate de deutoxyde de cuivre.

f. éq. $CuO,SO^3 + 5HO$ f. at. $SO^4Cu + 5H^2O$.

Connu depuis fort longtemps.

Préparation. — On le tire des eaux naturelles qui le laissent déposer par évaporation ; du grillage des pyrites cuivreuses ; de la calcination de lames de cuivre saupoudrées de soufre et humectées encore rouges de feu ; du traitement des carbonates de cuivre par l'acide sulfurique ; enfin de la décomposition par le cuivre du sulfate d'argent qui résulte de l'affinage de l'or et de l'argent ; ou de l'action de l'acide sulfurique sur des rognures de cuivre.

Propriétés. — Gros cristaux bleu foncé, saveur styptique et désagréable, soluble dans 4 d'eau froide et 2 d'eau bouillante ; chauffé, il fond dans son eau de cristallisation et se convertit en poudre blanche, qui reprend les caractères précédents sous l'action de l'eau.

Quand on ajoute un excès d'ammoniaque à sa solution, on obtient l'*eau céleste*, dont la couleur est due à un sulfate de cuivre ammoniacal

$$SO^4Cu + 4Az H^3 + 2H^2O,$$

qui se sépare en cristaux bleu foncé, si on ajoute de l'alcool à la solution.

Applications. — Caustique (on en fait des crayons en le fondant avec du nitre), surtout pour les paupières, les aphtes, les chancres ; astringent, antiépileptique ; anti-spasmodique (de 0,001 à 0,1) ; fébrifuge, vomitif.

Les *limes chimiques* ou *sulfuriques*, contre les cors sont des baguettes enduites de colle forte et de laque retenant du verre pilé, du sulfate de cuivre, du vermillon, etc.

Il éloigne les insectes, on l'utilise à cause de cela en agriculture ; employé pour la conservation des bois, il donne aux bois blancs la durée du cœur de chêne et même plus s'ils se trouvent dans un terrain humide ; on en imprègne les échalas dans les vignobles et les barres qui soutiennent les rails de chemin de fer.

En teinture, il donne aux étoffes de soie ou de laine des colorations noires ou violettes.

XXXV. — Pierre divine.

Collyre de sels fondus, pierre ophthalmique,
Sulfate de cuivre alumineux.

Nous avons vu qu'on utilisait le sulfate de cuivre fondu en crayons comme caustique (voyez sulfate de cuivre) ; la pierre divine n'est que du sulfate de cuivre fondu dans un creuset avec de l'alun et du nitre et qu'on coule sur une pierre huilée après y avoir ajouté du camphre en poudre.

Cette substance, prise en masse, est soluble dans l'eau et employée en collyre, avec de l'eau simple, de l'eau de rose et un peu de laudanum.

Contre les ophthalmies chroniques, les inflammations oculaires aiguës ; résolutif et astringent.

XXXVI. — Or mussif.

Sulfure stannique, bisulfure d'étain, or mussif,
mosaïque ou de Judée, bronze des peintres, per-
sulfure d'étain.

$$SnS^2$$

Découvert par les Phéniciens.

Préparation. — On amalgame 12 p. d'étain avec 6 de mercure, on les broie avec 6 p. de soufre et 7 de sel ammoniac, on chauffe au bain de sable dans un matras, graduellement jusqu'au rouge sombre, et quand il n'y a plus de dégagement d'hydrogène sulfuré on laisse refroidir, et du soufre, du sel ammoniac, du sulfure de mercure et du chlorure d'étain sont venus se condenser sur la voûte du matras, dont l'intérieur est rempli de bisulfure d'étain. Le sel ammoniac a pour but, en se volatisant, d'abaisser la température et d'empêcher ainsi le bisulfure d'étain de se décomposer.

On l'obtient en belles paillettes en sublimant à l'abri de l'air le bisulfure d'étain précipité par un courant de gaz sulfureux dans un mélange bouillant de sel d'étain, d'eau, d'acide chlorhydrique et d'acide sulfurique concentrés, et qui constitue le *jaune de Naples, jaune mussif.*

Propriétés. — Léger en écailles ou paillettes jaunes, micacées, onctueuses.

Applications. — Sert à bronzer le plâtre et le bois et à recouvrir les coussins des machines électriques.

XXXVII. — **Bleu de Prusse.**

Ferrocyanure ferrique, cyanure de fer, bleu de Berlin, prussiate de fer, hydrocyanate de fer, cyanure double de fer hydraté, cyanure ferrosoferrique, cyanoferrate ferrique.

f. éq. $3FeCy + Fe^2Cy^3 + 9HO$ f. at. $(Cy^6Fe)^3(Fe^2)^2$.

Découvert en 1710 par Diesbach et Dippel, pharmaciens de Berlin.

Préparation. — C'est le précipité bleu foncé obtenu en versant une solution de ferrocyanure de potassium dans un sel ferrique (Fe^2), tel que du chlorure ferrique, par exemple,

$$2Fe^2Cl^6 + 3Cy^6FeK^4 = 12KCl + (Cy^6Fe)^3Fe^4.$$

On le prépare en diluant du perchlorure de fer dans trois ou quatre parties d'eau, faisant dissoudre du ferro-cyanure de potassium et le versant goutte à goutte, jusqu'à cessation de précipité, laissant déposer, décantant, puis lavant et séchant.

Dans les arts, on fond des matières animales avec du carbonate de potasse et on traite par l'alun, le sulfate de fer et le contact de l'air.

Propriétés. — En fragments bleu foncé, à cassure cuivreuse, insipide, inodore, insoluble dans eau et alcool, soluble dans l'acide oxalique, le tartrate d'ammoniaque et l'acide sulfurique qui le décolore.

Applications. — Utilisé en Allemagne et aux États-Unis comme succédané de la quinine dans fièvres intermittentes (20 à 50 cgr.); contre hystéric, épilepsie, chorée (3 gr.); astringent.

Dans les arts et comme colorant de préparations anatomiques.

XXXVIII. — **Chlorure de fer anhydre**

Deuto ou perchlorure de fer, muriate de fer au maximum, chlorure ferrique, sesquichlorure de fer.

f. éq. Fe^2Cl^3 f. at. Fe^2Cl^6

Préparation. — En chauffant du fer à une température modérée dans un tube de verre, où passe du chlore, on voit le fer brûler et se transformer en paillettes d'un noir violacé douées d'éclat métallique, qui forment le sesquichlorure anhydre. Ces paillettes sont très solubles dans l'eau, et donnent une liqueur jaune foncé, qui laisse par évaporation des cristaux d'un brun jaune, de chlorure hydraté.

C'est ainsi d'ailleurs qu'on l'emploie. On peut le préparer directement en dissolvant du sesquioxyde de fer Fe^2O^3, *fer oligiste ou hématite* dans l'acide chlorhydrique, ou en dissolvant du fer dans de l'eau régale, ou en faisant passer un courant de chlore dans une solution de chlorure ferreux.

Propriétés. — Hydraté en cristaux d'un rouge brun, très déliquescents. Renfermant un peu d'oxychlorure de fer qui le rend en partie insoluble.

Applications. — En solution de 25 pour 75 d'eau, c'est le *chlorure de fer liquide, chlorure de fer hémostatique ou liqueur du docteur Pravas,* hémostatique par excellence, (tous les persels de fer sont en effet coagulants) à l'intérieur (6 à 10 gouttes) et à l'extérieur ; antisyphilitique, antiputride ; contre hémoptysies, dipthérie ; en injections, mais il ne doit pas être acide (Voy. solution officinale de perchl. de fer).

XXXIX. — Protochlorure de fer

Chlorure ferreux, muriate ou hydrochlorate de fer.

f. éq. $FeCl$ f. at. $FeCl^2$

Préparation. — En saturant de l'acide chlorhydrique par de la tournure de fer, faisant bouillir avec excès de fer, laissant déposer, décantant ou évaporant à siccité, on obtient le protochlorure hydraté $FeCl^2 + 4H^2O$; pour l'avoir anhydre il faut faire passer un courant de gaz chlorhydrique sec sur de la tournure de fer chauffée au rouge dans un tube de porcelaine.

Propriétés. — Anhydre, il est blanc nacré, en écailles brillantes, très solubles dans l'eau.

Hydraté, il est vert, déliquescent, en prismes clinorhombiques.

Applications. — Les mêmes que le précédent.

XXXIX. — Solution de perchlorure de fer

Solution officinale de perchlorure de fer.

Le perchlorure de fer a presque toujours une réaction acide, or il est important qu'il soit neutre pour être employé en injections, et la solution officinale répond à ce besoin, ce qui tient à son mode de préparation, dû à MM. Adrian et Béchamp, adopté par le *Codex.*

Préparation. — 1000 de tournure de fer, assez d'acide chlorhydrique, étendu de 3 p. d'eau, agiter jusqu'à cessation de dégagement de gaz, faire déposer, décanter, faire passer un courant de chlore, jusqu'à ce qu'il n'y ait plus de précipité de bleu de Prusse par addition de ferro-cyanure de potas., enlever le chlore en aérant.

Il serait préférable, comme le fait M. Bouilhon, de

saturer de chlore une solution concentrée de protochlorure pur, cristallisé et exempt d'acide.

On a fait avec de l'amadou bien séché, imprégné
ensuite de perchlorure, un *hémostatique de trousse*,
qu'on peut appliquer sur l'ouverture saignante et
dont on tire un bon parti.

Applications. — Mêmes indications thérapeutiques
que le perchlorure de fer, mais s'emploie de préférence
parce qu'il est neutre, et surtout en injections dans
le traitement des anévrysmes.

XLI. — **Citrate de fer ammoniacal**

Citrate de fer et d'ammoniaque.

Préparation. — On chauffe de l'acide citrique
($C^6H^8O^7$) avec une certaine quantité d'hydrate ferrique, dans une capsule de porcelaine, puis on ajoute
l'ammoniaque, on laisse digérer et refroidir; on filtre
la liqueur, on l'évapore en consistance sirupeuse,
puis on l'étend avec un pinceau sur des plaques de
verre et on laisse sécher à l'étuve, de manière à
obtenir le citrate sous forme de belles écailles transparentes, de couleur grenat.

Propriétés. — Il est entièrement soluble, un peu
hygrométrique et non styptique, on le précipite de
de sa solution aqueuse par l'alcool, c'est pourquoi on
le voit sous forme de flocons bruns dans le vin avec
lequel on le prend souvent.

Applications. — Excellent ferrugineux, mais on
doit encore lui préférer le *citrate de fer et de
magnésie.* (Voy. ce corps).

XLII. — **Citrate de fer et de magnésie.**

Préparation. — On dissout de l'oxyde ferrique dans de l'acide citrique, et on sature la liqueur de carbonate de magnésie, on évapore à consistance sirupeuse et on procède comme pour le précédent, on l'étend sur plaques de verre et on le sèche à l'étuve.

Propriétés. — Écailles brillantes, solubles ; saveur faiblement astringente.

Applications. — C'est un des meilleurs ferrugineux et qui a l'immense avantage de ne pas constiper comme les autres (0,10 à 1 gr. en solution, poudre ou pilules).

XLIII. — **Colcothar.**

Sesquioxyde de fer rouge, terre douce de vitriol, rouge d'Angleterre ou de Prusse, deuto, trito ou peroxyde de fer, oxyde de fer rouge, oxyde de fer anhydre.

$$Fe^2O^3.$$

On trouve à l'état naturel dans l'*hématite rouge* un oxyde ferrique anhydre, *dans le fer oligiste,* dans plusieurs autres variétés naturelles de sesquioxyde de fer. Mais le nom de *colcothar* se donne particulièrement au produit obtenu en calcinant le vitriol vert, qui perd son eau et se décompose au rouge en anhydride sulfurique, en gaz sulfureux et en peroxyde

$$2SO^4Fe = SO^3 + SO^2 + Fe^2O^3.$$

Propriétés. — C'est un corps amorphe, rouge sang, insoluble dans les dissolvants ordinaires comme les autres variétés de sesquioxydes.

Applications. — Sert au polissage de l'or et du verre, se met sur les cuirs de rasoirs.

XLIV. — **Œthiops martial.**

Oxyde ferroso-ferrique, oxyde de fer noir, safran de Mars de Lémery, battitures de fer, oxyde de battitures, oxyde de fer magnétique artificiel, fer oxydulé, deutoxyde de fer noir, sesquioxyde de fer noir.

$$Fe^2O^3, FeO.$$

C'est une combinaison à proportions fixes de proto et sesquioxyde de fer, un oxyde intermédiaire comme l'oxyde de fer magnétique.

Préparation. — Par la vapeur d'eau ou l'eau bouillante, sur de la limaille de fer. On l'obtient bien cristallisé en faisant passer de l'acide chlorhydrique sur de l'oxyde de fer amorphe.

Propriétés. — Noir foncé, velouté, attirable à l'aimant, soluble entièrement, sans effervescence, dans l'acide chlorhydrique.

Applications. — Tonique, emménagogue, anthelminthique, 1/2 à 2 gr.

On a plus ou moins employé presque toutes les autres variétés naturelles de sesquioxye de fer.

XLV. — **Fer porphyrisé.**

Limaille de fer préparée, porphyrisée, fer en poudre, fer alcoolisé, alcool de fer, Mars.

$$Fe.$$

C'est à l'état de poudre fine qu'on emploie le fer métallique.

Préparation. — Pour être sûr que le fer ne renferme pas de cuivre, on prend un morceau de fer doux de bonne qualité, on le réduit en limaille, qu'on pile au mortier, puis on passe au tamis fin et on porphyrise à sec et à l'abri de l'humidité.

Celui du commerce contient toujours du cuivre.

Applications. — Très bon mode d'administration comme tonique, dans le lymphatisme, la chlorose, l'anémie, aménorrhée, écoulements muqueux, modifierait le sang en agissant sur les organes de l'hématose (de 1 à 20 décg.).

Le fer métallique ingéré subit une action chimique dans l'estomac, il serait d'abord oxydé, puis salifié, on pense que la première action se passe aux dépens de l'eau, les éructations hydrogénées qui suivent son administration semblent le prouver.

On emploie presque tous les composés du fer, aussi bien les sels ferriques que les sels ferreux : tous, ainsi que le fer lui-même, tantôt relâchent, tantôt constipent, mais toujours colorent en noir les excréments.

XLVI. — Fer réduit par l'hydrogène.

Préparation. — On place du sesquioxyde de fer hydraté, provenant de la précipitation du perchlorure de fer par l'ammoniaque ou le carbonate de soude, dans un tube de porcelaine, on en chasse l'air par un courant d'hydrogène, sec, on chauffe au rouge, en continuant à faire passer un courant d'hydrogène, et quand, à l'extrémité de l'appareil, il ne se forme plus d'eau, l'opération est terminée ; on laisse refroidir, toujours dans l'hydrogène.

On peut réduire aussi par l'hydrogène le safran de mars ordinaire, mais il contient toujours un peu de sulfate qui donne lieu, au contact des acides du suc gastrique, à des rapports d'hydrogène sulfuré ; pour éviter ce fâcheux inconvénient, il est préférable de se servir du premier procédé.

Propriétés. — Poudre impalpable, légère, gris ardoisé, attirable à l'aimant.

Applications. — Médicament actif, sans saveur d'encre (ce qui est l'inconvénient des préparations de fer soluble), parce qu'il reste insoluble dans la bouche où les liquides sont alcalins, facilement attaquable par les acides du suc gastrique. Appelé à remplacer le fer porphyrisé.

XLVII. — Ferrocyanure de potassium.

Prussiate jaune de potasse, cyanure de fer et de potassium, cyanure jaune, hydrocyanate de po-

*tasse ferrugineux, protocyanure de potassium
et de fer, hydroferrocyanate de potasse, cyanure
ferroso-potassique, ferrocyanate de potasse, cya-
noferrure de potassium.*

f. éq. $2KCy + FeCy$ f. at. $Cy^6FeK^4 + 3H^2O$.

Connu au commencement du siècle dernier.

Préparation. — En calcinant des matières animales en vase clos, avec du carbonate de potassium,
on agite jusqu'à cessation de vapeurs fétides. Le produit froid est épuisé par l'eau, traité par le sulfate de
fer, filtré, concentré et mis à cristalliser.

Ou en faisant passer, à une haute température, de
l'air sur du charbon imprégné d'une solution de potasse ; l'azote ici est pris à l'air (on sait que le cyanogène Cy a pour formule C^2Az, que c'est un azoture de
carbone).

Propriétés. — Gros cristaux prismatiques, jaunes,
inodores, efflorescents, saveur amère. Anhydre il est
blanc. Soluble dans 4 d'eau froide et son poids d'eau
bouillante ; insoluble dans alcool.

*Avec les sels ferreux il donne un précipité blanc
bleuâtre.*

Avec les sels ferriques il donne le bleu de Prusse
(voy. ce corps).

Il précipite un grand nombre de solutions métalliques, donnant autant de ferrocyanures différents, de
zinc, cuivre, etc., etc.

Applications. — A été employé comme fébrifuge,
mélangé à l'urée.

N'est employé aujourd'hui que dans les arts et les
laboratoires.

On peut remarquer que le ferrocyanure est un sel

ferreux (Fe), tandis que le suivant est un sel ferrique
(Fe^2).

Fondu avec le soufre, le ferrocyanure donne le
sulfocyanure de potassium, CySK, qui se trouve à
l'état naturel dans la salive de l'homme et surtout
dans celle des fumeurs.

XLVIII. — **Ferricyanure de potassium**

*Cyanure rouge de potassium et de fer, prussiate
rouge de potasse, cyanure rouge, cyanure ferri-
copotassique, sesquicyanoferrate de potasse, cyanure double de potassium sesquicyanoferré, cya-
noferride de potassium.*

f. éq. 3KCy + Fe²Cy³   f. at. (Cy⁶Fe)²K⁶

Découvert par Léopold Gmelin.

Préparation. — En faisant passer un courant de
chlore dans une solution de ferrocyanure de potassium, il se forme du chlorure de potassium, et du ferricyanure qui colore la liqueur en brun vert foncé.

Le chlore a enlevé le quart environ du potassium
au ferrocyanure, qui devient par cela même plus riche en fer, c'est donc un sel ferrique.

$$2(Cy^6FeK^4) + Cl^2 = 2KCl + (Cy^6Fe)^2K^6$$

On évapore et on purifie par 2 cristallisations.

Propriétés. — Cristaux prismatiques, rouge hyacinthe ou rubis, inaltérables à l'air, solubles dans 38
p. d'eau froide.

Sa solution ne précipite pas les sels ferriques.

Dans les sels ferreux donne un précipité bleu

analogue au bleu de Prusse (bleu de Turnbull) mais qui est un ferricyanure ferreux tandis que le bleu de Prusse est un ferrocyanure ferrique.

XLIX. — Nitroprussiate de soude

Nitroferricyanure de sodium

$$Cy^5(AzO)Fe,Na^2 + 2H^2o$$

Préparation. — En attaquant le ferrocyanure de potassium par l'acide azotique et saturant de carbonate de soude, ajoutant de l'alcool, filtrant et laissant cristalliser.

Propriétés. — Prismes rouge rubis, solubles dans alcool. Leur solution se décompose à la lumière et dépose un précipité de bleu de Prusse.

C'est un précieux réactif des sulfures alcalins et du soufre, avec lesquels il donne une coloration pourpre intense. On l'emploie pour déceler les quantités de soufre les plus minimes, comme celles contenues dans les cheveux, les ongles, l'albumine, la moutarde, l'ail, le chou etc.

L. — Iodure ferreux

Protoiodure de fer

$$FeI$$

Préparation. — On chauffe du fer métallique (limaille ou tournure) avec de l'iode et de l'eau distillée ;

quand la liqueur devient verte, on filtre et on évapore; puis on coule l'iodure sur une assiette et on l'enferme en flacons bien bouchés.

Propriétés. — Brun; récent très soluble dans l'eau, mais par le temps il devient basique et insoluble.

Le protoiodure de fer pur et parfaitement sec est blanc, pulvérulent; c'est son hydrate qui est verdâtre; saveur amère et ferrugineuse.

Applications. — Dans l'aménorrhée, les flueurs blanches, la phthisie pulmonaire, les maladies de la peau; tonique et désobstruant. Se donne à la dose de 0,1 à 1 gramme, en sirop surtout. A l'extérieur, en lotions, bains, pommades, injections.

LI. — **Solution d'iodure ferreux**

*Soluté officinal ou normal de protoiodure de fer,
iodure de fer liquide.*

Proposée par Dupasquier comme préférable, surtout à l'intérieur, au précédent.

Préparation. — On met dans un flacon bouché à l'émeri, de l'iode, des morceaux de fer, (des clous, du fil de fer coupé, etc.), et de l'eau distillée; au bout de quelques jours la solution peut être employée, on pourrait la former plus vite en la chauffant à 80°.

Elle forme la base du sirop de protoiodure de fer, chaque gramme de cette solution doit contenir 0,1 de sel supposé sec.

Applications. — Les mêmes que le précédent, mais lui est préférable pour l'usage interne dans la phthisie surtout

LII. — **Lactate de fer**

Lactate ferreux

$(C^3H^3O^3)^2 Fe$

Préparation. — On projette dans de l'acide lactique étendu et bouillant, de la poudre de fer pur, on laisse bouillir un peu, on filtre et on évapore rapidement.

Ou bien par double décomposition avec le lactate de chaux et le sulfate de fer, en présence de l'alcool.

Propriétés. — Plaques verdâtres, formées d'une infinité de petites aiguilles prismatiques, solubles dans l'eau.

Applications. — Contre chlorose, anémie, aménorrhée, dysménorrhée; passe pour accroître l'appétit, 0,1 à 1 gramme.

Le lactate de fer transforme le sucre de canne en glucose.

LIII. — **Hydrate ferrique**

Sesquioxyde de fer hydraté.

$2Fe^2O^3 + 2H^2O$

L'hydrate de fer existe dans la nature : la roche appelée *gathite* $(Fe^2O^3 + H^2O)$ est un hydrate naturel, la rouille est aussi un hydrate ferré

$$(2Fe^2O^3 + 3H^2O).$$

Préparation. — Dans une solution de chlorure

ferrique, on verse de l'ammoniaque ou de la potasse ; on obtient un précipité volumineux, floconneux, couleur de rouille, qui constitue un hydrate ferrique, dit sesquioxyde de fer hydraté humide, pour le distinguer du suivant.

En soumettant à la dialyse une solution d'oxychlorure de fer ou d'acétate ferrique, il reste dans le dialyseur une liqueur claire, d'un brun foncé, qui constitue le *fer dialysé* ou *oxyde ferrique dialysé*, qui additionné de sucre donne le *saccharate de fer*.

Applications. — L'hydrate de fer dialysé liquide, additionné d'ammoniaque caustique et d'eau distillée, constitue après la magnésie le meilleur contrepoison de l'arsenic que l'on connaisse.

LIV. — **Safran de Mars apéritif.**

Sesquioxyde de fer hydraté, magistère de sulfate de fer, oxyde brun de fer, rouille, sous-carbonate ou carbonate de peroxyde de fer, deuto, trito ou peroxyde de fer hydraté, hydroxide de fer, hydrate de sesquioxyde de fer sec, hydrate ferrique.

$$2Fe^2O^3 + 2H^2O$$

Préparation. — On fait dissoudre du sulfate de fer et du carbonate de soude, on les verse l'un dans l'autre, il y a double décomposition, on décante, on lave le résidu qui de blanc devient vert, puis brun verdâtre, puis jaune rougeâtre, c'est que de carbonate ferreux ou de protoxyde de fer, il s'est transformé peu à peu en sesquioxyde de fer, en conservant toutefois un peu d'acide carbonique.

Le *safran de mars à la rosée*, s'obtenait en exposant de la limaille de fer à la rosée.

Obtenu par double décomposition, on l'appelle souvent *carbonate de fer*.

Propriétés. — Poudre d'un rouge jaunâtre, safrané, inodore, insipide et insoluble.

Applications. — Astringent, tonique emménagogue, 0,2 à 1 gr.

Les différences de solubilité dans les acides que présentent les divers hydrates du peroxyde de fer, proviennent de ce qu'ils retiennent de petites quantités de sulfates. Quand cet hydrate est préparé avec des matières premières rigoureusement exemptes d'acide sulfurique ou de sulfates, il est très facilement soluble à froid, même dans les acides étendus.

LV. — **Sulfate ferreux**

Couperose verte, vitriol vert, martial, chalybé ou de fer, chalcanthum, protosulfate de fer, sulfate de protoxyde de fer, sulfate ferreux.

f. éq. $FeO,SO^3 + 7HO$ f. at. $SO^4Fe + 7H^2O$

Connu dès la plus haute antiquité.

Préparation. — S'obtient en exposant à l'air ou en grillant doucement des pyrites martiales; ou en dissolvant du fer dans acide sulfurique étendu.

Propriétés. — Solide, cristallisé en prismes clinorhombiques, sans odeur, saveur styptique, hydratés, vert émeraude, transparents; soluble dans son poids d'eau froide. Chauffé, il fond dans son eau de cristallisation, puis se dessèche et se transforme en une poudre blanche ; plus fortement calciné, il donne du colcothar.

Applications. — Astringent, très employé dans hémorrhagies scorbutiques, la chlorose, le diabète, fièvres intermittentes, maladies de cœur, phthisie. Usage externe : lotions, collyres, injections contre hémorrhagies, écoulements muqueux, ulcères rebelles ; sa dissolution est un bon remède contre érysipèle. A l'intérieur s'ordonne à la dose de 5 à 30 centigrammes et plus.

LVI. — Tartrate ferrico-potassique

Tartre chalybé ou martial, tartrate de fer et de potasse.

$$C^4H^4O^6 \left\{ \begin{array}{l} FeO \\ K \end{array} \right.$$

C'est un *émétique*, c'est-à-dire un tartrate neutre de forme $C^4H^4O^6 \left\{ \begin{array}{l} M \\ M \end{array} \right.$ dans lequel un atome de métal est remplacé par un groupe oxygéné monoatomique de forme MO.

On a connu le mode de préparation de ce tartrate au commencement du xviiᵉ siècle, par Angelus Sala.

Préparation. — On fait bouillir de la crême de tartre avec de l'hydrate ferrique ; on filtre et on évapore à une douce chaleur jusqu'à siccité.

Propriétés. — Incristallisable, en écailles brunes,

amorphes, très solubles dans l'eau, si on l'a préparé avec soin ; en tout cas l'addition d'ammoniaque facilite immédiatement la dissolution.

On prépare un tartrate ferrico-potassique ammoniacal, qu'on dessèche sur des plaques de verre en couches minces.

Applications. — Excellente préparation ferrugineuse, 0,5 à 4 grammes,

Toutes les préparations ferrugineuses à base de tartrate ferrico-potassique jouissent de cette proriété que les alcalis les plus puissants n'en peuvent séparer le fer ou ses oxydes.

LVII. — **Boules de Nancy.**

Boules de mars ou d'acier.

Préparation. — On fait bouillir des plantes aromatiques (labiées) dans de l'eau, puis on ajoute de la limaille de fer, du tartre brut, on évapore jusqu'à ce que la matière devienne sèche et friable, on la roule en boules d'environ 30 gr. qu'on enduit d'une couche d'huile, et on les fait sécher doucement.

On peut remplacer la limaille de fer par l'oxyde ferroso-ferrique qui se combine vite avec le tartre.

On peut considérer ces boules comme du tartrate de potasse et de fer, plus les produits extractifs et aromatiques des substances employées.

Celles qui viennent de la Grande Chartreuse et de Nancy sont ovales, aplaties, moulées et munies d'un petit ruban.

Applications. — Contre contusions, foulures, on

les met dans l'eau et quand celle-ci a acquis une couleur ambrée, on l'applique en compresses (populaire). Cette eau (*eau de boule*) se donne contre la chlorose.

LVIII. — **Teinture de mars tartarisée.**

Tartrate de potasse et de fer liquide.

Préparation. — On fait bouillir de la limaille de fer, de la crême de tartre et de l'alcool dans de l'eau distillée, on laisse déposer ; on décante le liquide surnageant auquel on ajoute de l'alcool et qui constitue ainsi le tartrate ferrico-potassique liquide.

Présente souvent une odeur opiacée.

Applications. — Astringent dans hémorrhagies utérines passives, 3 à 6 gr. en boisson.

On la donne aussi comme les autres ferrugineux et comme emménagogue.

LIX. — **Magnésie blanche.**

Hydrocarbonate de magnésie, carbonate de magnésie, craie ou terre magnésienne, terre amère, terre talqueuse, lait de terre, panacée anglaise, poudre de Santinelli, de Valentini, du comte de Palme ou de Zwinger, magnésie blanche, anglaise ou carbonatée, sous-carbonate de magnésie.

f. éq. MgO, CO^2 f. at. $CO^3 Mg$.

Se trouve abondamment dans la nature, souvent

associée à du carbonate de chaux constituant la *dolomie* ($CO^3Mg + CO^3Ca$).

Préparation. — On le tire, en France, de la dolomie; on le prépare en précipitant une solution bouillante de sulfate de magnésie par un excès de carbonate de soude. il se dégage du gaz carbonique et il se forme un précipité formé de carbonate et d'hydrate de magnésium *(hydro-carbonate de magnésie)*, qui séché constitue la *magnésie blanche* des pharmacies, qu'on vend en poudre ou en gros parallélipipèdes.

Applications. — Absorbant des acides de l'estomac, laxatif et dans les empoisonnements par acides, mais pour cela on lui préfère la magnésie calcinée.

L'usage interne du carbonate de magnésie amène la destruction des verrues.

LX. — Citrate de magnésie.

Connu depuis fort longtemps, n'est employé que depuis 1847.

Préparation. — En faisant agir de l'acide citrique $C^6H^8O^7$ (cet acide est tribasique) sur de la magnésie calcinée, ou du carbonate de magnésie.

On obtient ainsi du citrate neutre et cependant soluble dans deux fois son poids d'eau, mais il précipite au bout de quelques heures, il faut pour l'avoir en dissolution permanente huit à dix fois son poids d'eau.

Quand on le prépare avec l'hydrocarbonate de magnésie, on obtient un produit léger, poreux, blanc, à peu près insipide, à moins qu'on ne mette un excès d'acide.

Le *citrate de magnésie effervescent* ou *granulé*, est un mélange de sulfate de magnésie, d'acide tartrique et de bicarbonate de soude.

Applications. — Purgatif excellent et agréable à prendre, 30 à 60 gr.

LXI. — **Magnésie calcinée.**

Magnésie pure, magnésie décarbonatée, laxatif polycrest, oxyde de magnésium.

$$MgO$$

Fut distinguée de la chaux en 1745 par Black.

Préparation. — S'obtient en calcinant la magnésie blanche ou hydrocarbonate de magnésie.

Propriétés. — Obtenue par ce procédé, c'est la magnésie calcinée officinale ; celle d'Angleterre dont la préparation est tenue secrète, est fort lourde, tandis que l'autre est légère, douce au toucher, en poudre blanche, faiblement alcaline, saveur de la chaux. Elle s'hydrate comme la chaux. Insoluble dans l'eau, soluble dans les acides.

La magnésie calcinée anglaise ne s'hydrate pas, est difficilement attaquée par les acides même forts, et outre sa causticité, elle happe désagréablement la langue ; malgré sa grande réputation, elle est donc inférieure à la nôtre.

Applications. — Antiacide, antilithique, laxative, facilite les digestions, 0,3 à 1 gr., purgative 2 à 8 gr.

C'est le meilleur contre-poison des acides, et surtout de l'acide arsénieux.

LXII. — **Sulfate de magnésie.**

Sel d'Epsom, d'Egra, de Sedlitz, de Seidchutz anglais, cathartique, amer.

$$SO^4Mg + 7H^2O$$

Découvert en 1794 par Grew.

Se trouve à l'état naturel cristallisé en Amérique et à Stassfurth ; il constitue une roche *kieserite* ou *epsomite.* Se trouve en dissolution dans beaucoup d'eaux. Epsom en Angleterre, Sedlitz, Egra en Bohême.

Préparation. — On le tire de ces eaux par évaporation et cristallisation. On peut encore décomposer la dolomie (voy. magnésie blanche) par l'acide sulfurique.

Les eaux mères des marais salants en renferment beaucoup et fournissent en partie celui du commerce, qui renferme presque toujours des sulfates de fer, de cuivre, de manganèse, de chaux et du chlorure de magnésium.

Propriétés. — Cristaux petits, aciculaires, blancs et transparents, solubles dans leur poids d'eau froide, et 1/6 d'eau bouillate.

Applications. — Purgatif très usité de 15 à 70 grammes. On en fait l'eau de Sedlitz artificielle.

LXIII. — **Bioxyde de manganèse**

Magnésie noire, pyrolusite, savon des verriers, tri ou peroxyde de manganèse.

MnO^2

Se trouve en quantité à l'état naturel.

Préparation. — On l'obtient pur et anhydre en exposant une solution concentrée d'azotate manganeux à une température de 160°. Il se dégage des vapeurs nitreuses, et il se dépose une masse d'un brun noir brillant.

Propriétés. — Il est en masses composées de cristaux fins, brillants, rayonnants, aiguillés, ou en masses compactes ternes ; friable, inodore, insipide, tache les doigts en noir. Contient 56,3 d'oxygène, aussi s'en sert-on souvent pour la préparation de ce gaz en le traitant par l'acide sulfurique.

Applications. — On a prétendu que le manganèse avait les mêmes propriétés que le fer, puisqu'il se trouve aussi dans le sang. Aussi l'a-t-on administré comme emménagogue, antichlorotique ; contre diarrhées atoniques, fièvres inflammatoires (0,1 à 2 gr.) ; contre dyspepsie, 0,30 à 2 gr.

LXIV. — **Calomel sublimé.**

Protochlorure de mercure, dragon mitigé, mercure doux, calomélas, panacée mercurielle, su-

blimé doux, panchymagogue de quercetan, manne de métaux, calomel, muriate de mercure sous-oxygéné, sous-muriate de mercure, chlorure mercureux, sous-chlorure de mercure.

f. éq. Hg^2Cl f. at. Hg^2Cl^2

Béguin publia en 1608 la préparation du calomel jusqu'alors tenue secrète.

Préparation. — On le trouve à l'état naturel dans les mines de sulfure de mercure, sous le nom de *mercure corné* ou *muriaté* ; mais on n'emploie que l'artificiel.

On connaît deux modes de préparation, d'où deux calomels dans le commerce, sous les noms de *calomel sublimé, mercure doux sublimé* ou *par sublimation,* qui fait le sujet de ce chapitre, et *calomel* ou *mercure doux préparé à la vapeur* ou *pulvérulent,* qui doit nous occuper tout à l'heure.

Préparation. — On chauffe dans un matras de verre, et au bain de sable un mélange intime de sulfate mercureux et de chlorure de sodium ; le chlorure mercureux qui est volatil se sublime.

$$SO^4Hg^2 + 2NaCl = Hg^2Cl^2 + SO^4Na^2$$

On l'a plus pur en sublimant dans les mêmes conditions un mélange de mercure et de sublimé corrosif.

Propriétés. — Le produit ainsi obtenu est le *mercure doux sublimé* ou *calomel sublimé.* En masses hémisphériques, blanches, brillantes, cristallines qui noircissent vite au contact de l'air. Insolubles dans eau, alcool, corps gras ; contient toujours un peu de sublimé corrosif, dont on le débarrasse en le lavant, ce qui est le principe de la préparation du calomel suivant, qui est plus employé (voyez-le).

LXV. — **Calomel à la vapeur.**

Pour syn. voir le précédent.

Préparation. — Nous venons de voir que le calomel sublimé renfermait presque toujours du sublimé corrosif, ce qui tient à sa préparation dans les arts ; pour l'en débarrasser, on le pulvérisait jadis et le lavait à grande eau ; c'était le *mercure doux lavé*, légèrement jaunâtre et qu'on employait seul avant la découverte du procédé suivant, dû à Josiah Jewell, et qui donne le *calomel à la vapeur*, procédé qui a fait abandonner l'ancien :

Il consiste à chauffer séparément du mercure doux, sublimé et de l'eau et à faire rencontrer leurs vapeurs dans un vase en terre non vernissé, au fond duquel il y a de l'eau où se précipite le calomel.

Propriétés. — Poudre très blanche, fine et pourtant cristalline.

Applications. — Altérant, anthelminthique, diaphorétique, fondant, sialagogue, suivant les doses et les circonstances. Collyres contre taches de la cornée et angine couenneuse ; antisyphilitique ; purgatif, 0,1 à 1 gr. En pommade, contre les dartres.

Il faut éviter de l'associer aux chlorures alcalins, aux alcalis, aux acides. Les chlorures le transforment rapidement, en effet, en sublimé corrosif.

LXVI. — **Chlorure mercurique.**

Sublimé corrosif, deutochlorure de mercure, dragon, laudanum minéral, corrosif, muriate suroxygéné de mercure, bi ou perchlorure de mercure, chlorure mercurique, protochlorure de mercure.

f. éq. $HgCl$ f. at. $HgCl^2$.

Rhazès et Avicenne, médecins arabes du Xe et du XIe siècle, en font mention dans leurs ouvrages. Geber en décrit la préparation au VIIIe siècle et les Chinois le connaissaient de temps immémorial. On n'en fabrique en France que depuis 1793, on le tirait jadis de Hollande.

Préparation. — On l'obtient par double décomposition en chauffant du sulfate mercurique et du chlorure de sodium au bain de sable. Le chlorure mercurique se sublime.

$$SO^4Hg + 2NaCl = SO^4Na^2 + HgCl^2.$$

Ou en faisant arriver un courant de chlore dans du mercure chauffé, ou par voie humide en saturant d'acide chlorhydrique une solution concentrée de nitrate mercurique; dans ce cas il précipite et cristallise en prismes rhomboïdaux.

Propriétés. — En pains hémisphériques, demi-transparents, à cassure aiguillée, faciles à réduire en poudre. Inodore, saveur caustique, métallique, désagréable. Très-soluble dans eau, alcool, éther.

Applications. — On l'emploie avec circonspection,

car c'est un poison des plus énergiques. Antisyphilitique par excellence (base de la liqueur de Van Swieten, et d'une foule d'autres préparations analogues). Doses : 30 à 50 mmg En solution dans l'alcool, conserve les matières organiques.

On ne doit pas l'associer aux alcalis, au savon, à l'albumine, aux métaux, etc.

LXVII. — **Cinabre.**

Sulfure mercurique; sulfure rouge de mercure, sulfure de mercure, deuto ou persulfure.

$$Hg S.$$

Employé en peinture par les Égyptiens dès la plus haute antiquité. Connu des Grecs, des Romains, chez qui les triomphateurs s'en peignaient le corps. Employé dès 1506, suivant Astruc, contre la syphilis.

C'est le minerai de mercure; il forme des mines considérables, en Espagne et en Amérique. On le trouve sous forme de masses compactes rouge sang, formées, intérieurement d'aiguilles cristallines ; ou en cristaux rouges transparents.

Préparation. — On fabrique un sulfure artificiel sous le nom de *cinabre factice*, ou *vermillon français*, en triturant du mercure avec du soufre et y ajoutant de la potasse et de l'eau, le produit d'abord noir *(Œthiops minéral)*, devient par la chaleur d'un beau rouge qu'il conserve, on le lave et on le sèche. C'est le *vermillon* employé en peinture et pour colorer la cire à cacheter.

Applications. — Le cinabre est peu employé à l'intérieur, il serait antispasmodique et excitant. On l'emploie en fumigations à l'extérieur contre certaines maladies cutanées et vénériennes. Doses : 0,2 à 1,5.

En chauffant dans un petit tube du cinabre avec de la chaux, du fer ou de la potasse, on obtient du mercure métallique qui s'attache aux parois du tube dans ses parties froides.

LXVIII. — **Cyanure de mercure.**

Hydrocyanate ou prussiate de mercure, bicyanure de mercure.

$$Cy^2Hg.$$

Préparation. — On dissout de l'oxyde rouge de mercure pulvérisé dans de l'acide cyanhydrique, jusqu'à ce que celui-ci ait perdu son odeur ; ou bien en faisant bouillir de l'oxyde de mercure avec du bleu de Prusse et laissant cristalliser.

Propriétés. — Prismes incolores, anhydres, inaltérables à l'air et à la lumière, efflorescents, solubles dans l'eau, pas dans l'alcool, saveur métallique désagréable ; se décompose par la chaleur en cyanogène et en mercure, c'est le procédé pour la préparation du cyanogène et il sert encore à la préparation de l'iodure de mercure.

Applications. — Aux mêmes usages que le sublimé corrosif et aux mêmes doses. Poison violent.

Sa solution dissout l'oxyde de mercure et forme

avec lui par évaporation une combinaison plus soluble que le cyanure et qui cristallise en écailles, c'est l'*oxydocyanure* ou *cyanure basique de mercure.*

LXIX. — Iodure mercurique.

Biodure de mercure, deutoiodure de mercure.

f. éq. HgI f. at. HgI^2.

Préparation. — En précipitant un sel mercurique par l'iodure de potassium, sans excès de réactif qui dissoudrait le précipité. Ou en dissolvant 100 d'iodure de potassium dans une solution de 80 de sublimé corrosif,

$$2KI + HgCl^2 = HgI^2 + 2KCl.$$

Ou par l'action de l'iode sur le mercure en présence de l'alcool, on agite jusqu'à ce qu'on ait obtenu une poudre rouge.

Propriétés. — Poudre rouge magnifique, insoluble dans l'eau, soluble dans l'alcool, l'éther et une solution d'iodure de potassium, de bichlorure de mercure (*bichloroiodure de mercure*), de fer (*iodhydrargyrate d'iodure de fer*). Il faut le tenir à l'abri de la lumière, en flacons noirs.

Applications. — Comme le suivant, mais aux doses de 2 à 25 mmgr. seulement.

LXX. — **Iodure mercureux.**

Protoiodure de mercure.

f. éq. Hg^2I f. at. Hg^2I^2.

Préparation. — Par double décomposition en ajoutant de l'iodure de potassium à de l'azotate d'oxydule ou protoxyde de mercure, à de l'azotate mercureux, en un mot. Ou bien par l'action de l'azotate mercureux sur le calomel,

$$2KI + Hg^2Cl^2 = Hg^2I^2 + 2KCl.$$

Ou mieux encore en faisant agir directement l'iode sur le mercure en présence de l'alcool (100 de mercure, 63,5 d'iode) et triturant comme dans la préparation analogue du précédent, jusqu'à extinction du mercure, puis lavant à l'alcool bouillant et desséchant.

Propriétés. — Jaune verdâtre, pulvérulent, insoluble dans l'eau et l'alcool. Peut cristalliser. Composé peu stable, se décompose à la lumière, il faut donc le conserver comme le précédent dans des flacons noirs. L'iodure de potassium et les chlorures alcalins le dédoublent comme la chaleur.

Applications. — 1 à 10 cgr. et plus par jour, contre les accidents secondaires de la syphilis.

LXXI. — **Oxyde rouge de mercure.**

Deuto, bi ou peroxyde de mercure, oxyde mercurique, précipité rouge ou perse, mercure coral-

lin, nitrate de mercure rouge, poudre de Jean de Vigo.

HgO.

Préparation. — Deux procédés : par la voie humide et par la voie sèche.

Dans le premier cas on décompose un sel de bioxyde de mercure par la potasse, on obtient ainsi un précipité jaune qui est l'oxyde mercurique anhydre.

Par la voie sèche, on chauffe l'azotate mercurique jusqu'à ce qu'il ne dégage plus de vapeur rouge.

Rappelons enfin que le mercure chauffé à l'air s'oxyde lentement et se transforme en oxyde mercurique sous forme de poudre rouge, que les anciens appelaient *précipité perse.*

Propriétés. — Poudre rouge orangé, cristalline, perdant son éclat à la lumière, un peu plus soluble dans l'alcool que dans l'eau. Se décompose facilement par la chaleur en abandonnant son oxygène.

Applications. — Cathétérique, ne s'employe qu'à l'extérieur contre ulcères syphilitiques, taies de la cornée.

S'emploie beaucoup en pommades ophthalmiques. Détruit les poux. Vénéneux.

LXXII. — **Œthiops minéral.**

Sulfure noir de mercure, poudre hypnotique de Jacobi.

HgS.

Préparation. — En chauffant doucement du soufre qu'on triture avec du mercure, il se produit une poudre noire qui n'est autre que l'*Œthiops minéral* et nous avons vu qu'il était la base de la préparation du cinabre artificiel, on n'a plus, en effet, qu'à le distiller pour le transformer en vermillon (voyez *Cinabre*).

On peut encore préparer l'Œthiops minéral à froid, en triturant du soufre avec du mercure, c'est ici le temps qui opère la combinaison, et on peut dire que cet Œthiops n'est, en définitive, qu'un mélange de sulfure de mercure et de soufre.

Applications. — Vermifuge et antiscrofuleux (5 à 20 décgr.).

LXXIII. — **Turbith minéral.**

Sulfate mercurique basique, sulfate trimercurique, précipité jaune, sous-deuto sulfate de mercure, sulfate jaune de mercure.

$$SO^4Hg,2HgO \qquad SO^4Hg,2HgO.$$

Préparation. — Se prépare à l'aide du suivant, ou sulfate mercurique proprement dit.

On traite 100 de bisulfate de mercure par 1500 d'eau bouillante, il se produit un précipité jaune en poudre, qu'on lave et relave puis qu'on laisse sécher. Cette poudre s'altère à la lumière, on doit la conserver dans l'obscurité. Pour avoir un beau produit on doit employer du bisulfate absolument pur de protosulfate, c'est-à-dire ne se troublant pas par addition de sel marin dans sa solution.

Applications. — Violent purgatif, émétique, antiherpétique, s'employe surtout dans la médecine des chiens (0,05).

LXXIV. — **Sulfate mercurique.**

Bi, deuto ou persulfate de mercure.

f. éq. HgO,SO³   f. at. SO⁴Hg.

$$f.\ éq.\ HgO,SO^3 \qquad f.\ at.\ SO^4Hg.$$

Préparation. — Deux parties de mercure chauffées au bain de sable avec trois parties d'acide sulfurique donnent le sulfate mercurique

$$Hg + 2SO^4H^2 = 2H^2O + SO^2 + SO^4Hg.$$

Une addition d'acide azotique hâte la suroxydation du mercure.

Propriétés. — Sel blanc, anhydre, un peu soluble dans l'eau, qui en excès le convertit en sulfate basique jaune.

Applications. — Ne sert qu'à la fabrication du sublimé corrosif et du précédent (v. *Turbith*).

LXXV. — **Acétate de plomb cristallisé.**

Acétate de plomb cristallisé, sel de Saturne, sucre de plomb ou de Saturne, acétate neutre de plomb.

f. éq. PbO,C⁴H³O³ + 3HO   f. at. (C²H³O²)²Pb

$$f.\ éq.\ PbO,C^4H^3O^3 + 3HO \qquad f.\ at.\ (C^2H^3O^2)^2Pb$$

Très anciennement connu; Raymond Lulle en parle dans ses ouvrages au XIIIᵉ siècle.

Préparation. — En dissolvant de la litharge, PbO,

dans de l'acide acétique $C^2H^4O^2$. On purifie par solution et cristallisation.

Propriétés. — Cristallise en petits cristaux rhomboïdaux agglomérés, incolores ou blancs, opaques légèrement efflorescents à l'air, d'une saveur styptique et sucrée à la fois.

Solubles dans moitié du poids d'eau, et 8 parties d'alcool.

Précipite dans l'eau non distillée, l'eau de chaux, les solutions alcalines, est aussi précipité par acides sulfurique, chlorhydrique, par alun, chromate de potasse, iodure de potassium, sels de fer, infusions astringentes, et toutes les substances organiques, le sucre excepté. On ne doit donc pas l'associer avec ces substances pour l'administrer.

Applications. — A l'intérieur 1 à 10 centigrammes contre diarrhée, sueurs des phthisiques, névralgies ; à l'extérieur comme astringent siccatif.

LXXVI. — **Sous-acétate de plomb liquide**

Acétate de plomb liquide, extrait de Goulard ou de Saturne, vinaigre de plomb ou de Saturne, acétate basique ou tribasique de plomb.

$$\text{f. éq. } C^4H^3O^3Pb\text{O},2Pb\text{O}$$

$$\text{f. at. } (C^2H^3O^2)^2Pb + 2Pb\text{O} + n\text{H}^2\text{O}$$

Préparation. — On fait chauffer 2 parties d'acétate neutre de plomb, 1 partie de litharge dans 3 1/2 d'eau distillée, la litharge se dissoud et il se forme deux sels, un acétate bibasique $(C^2H^3O^2)^2Pb + Pb\text{O} + 4\text{H}^2\text{O}$

et un acétate tribasique $(C^2H^3O^2)^2Pb + 2PbO + nH^2O$.
La solution de ce mélange constitue l'*extrait de Saturne*.

Si on verse dans de l'eau ordinaire, qui renferme toujours des sulfates et des carbonates alcalins ou calcaires, la solution se trouble par précipité de carbonate et de sulfate de plomb, et forme alors l'*eau blanche* ou *eau de Goulard*.

L'acétate de plomb liquide doit être incolore, le plus souvent il est trouble, parce qu'il commence à précipiter, ou bleuâtre ou verdâtre parce qu'il contient du cuivre venant de la préparation dans des bassines de ce métal dont la litharge elle-même renferme des traces.

Applications. — Très employé comme siccatif, résolutif, astringent dans contusions, entorses, brûlures, angelures, leucorrhées, blennorrhées, etc., en collyres, lotions, injections, ou étendu d'eau *(eau blanche)*.

LXXVII. — **Céruse**

Plomb carbonaté, blanc de plomb, d'argent ou de céruse, craie de plomb, oxyde blanc de plomb, magister de plomb, carbonate de plomb.

f. éq. PbO,CO^2 f. at. CO^3Pb

Connue des Grecs et des Romains.

Préparation, — Se trouve dans la nature en cristaux prismatiques, blancs et brillants ; on n'emploie que la céruse artificielle qui s'obtient :

1° En faisant passer du gaz carbonique dans une solution de sous-acétate de plomb, il se forme du carbonate de plomb qui précipite et de l'acétate neutre qui reste en solution, c'est la préparation de la céruse dite *de Clichy*.

2° En exposant des lames de plomb à une atmosphère chargée de vapeurs acétiques, qui les attaquent, et de gaz carbonique, qui décompose l'acétate de plomb et recouvre ainsi les lames d'une couche de carbonate de plomb. C'est le *procédé hollandais*.

Propriétés. — Substance inodore, insipide et insoluble.

La céruse occasionne chez ceux qui la manient fréquemment des accidents graves, tremblements, délire, convulsions, coma, paralysie des extenseurs de l'avant-bras, néphrite interstitielle, colique de plomb, etc.

S'emploie en peinture

LXXVIII. — **Iodure de plomb**

Iodure plombique

f. éq. PbI   f. at. PbI²

Préparation. — On verse une solution d'iodure de potassium dans une solution d'acétate ou mieux d'azotate de plomb, on obtient un précipité d'iodure de plomb, qu'on lave et fait sécher.

$$(AzO^3)^2Pb + 2KI = 2AzO^3K + PbI^2$$

Propriétés. — D'un beau jaune, pulvérulent, insoluble dans alcool, éther, chloroforme très peu soluble dans l'eau froide, davantage dans l'eau bouillante dont le refroidissement le laisse cristalliser en paillettes jaunes d'or magnifiques.

Applications. — En pommade contre ulcères des paupières, et comme résolutif dans les engorgements strumeux.

LXXIX. — **Litharge**

Oxyde de plomb demi-vitreux, protoxyde de plomb fondu, pierre d'argent.

$$PbO$$

Préparation. — C'est l'oxyde qui se forme dans la coupellation du plomb argentifère, aussi contient-elle toujours un peu de cuivre, surtout celle d'Allemagne; celle d'Angleterre est à peu près pure. (Voy. *Plomb métallique).*

On l'obtient facilement en calcinant du carbonate ou de l'azotate de plomb; dans l'industrie on oxyde directement le plomb métallique sous l'action de l'air, à une température élevée, capable de fondre l'oxyde, (voy. *Massicot*).

Propriétés. — Elle est jaune (*litharge d'argent*), si on la fait refroidir brusquement, rouge (*litharge d'or*) si le refroidissement a été lent. Se présente en paillettes cristallines.

Applications. — Employée dans la fabrication de la céruse. Elle rend l'huile de lin siccative. Elle sert à fabriquer les emplâtres stéaratés et proprement dits.

LXXX. — **Massicot**

Protoxyde de plomb, céruse jaune, plomb brûlé, cendre de plomb, oxyde plombeux.

$$PbO$$

Préparation. — C'est le même oxyde de plomb que la litharge, mais on l'obtient en chauffant du plomb et recueillant la pellicule qui se forme à la surface ou en calcinant au rouge le minium.

C'est un produit transitoire qui sert à la préparation du minium et qui s'obtient par oxydation du plomb à une température inférieure à celle où fond l'oxyde, contrairement à la litharge.

Propriétés. — Il est amorphe, en poudre d'un jaune sale.

Applications. — Il ne sert guère qu'à décolorer les liquides ou mieux à précipiter certaines matières organiques, il remplace en ceci avantageusement le sous-acétate de plomb, mais il doit être récemment précipité et hydraté. Mêlé à de petites proportions de chlorure de plomb, il donne le produit employé en peinture sous les noms de *jaune minéral, j. de Naples, j. de Cassel, j. de Turner.*

LXXXI. — **Minium**

Oxyde plomboso-plombique, oxyde de plomb intermédiaire, oxyde rouge de plomb, deutoxyde de plomb.

$$2PbO,PbO^2$$

Outre le massicot et la litharge qui forment le protoxyde de plomb, PbO, il existe un autre oxyde, oxyde puce de plomb ou acide plombique PbO^2. Le mélange de ces deux oxydes forme un oxyde salin, le minium appelé dans le commerce *rouge de Saturne*.

Préparation. — En chauffant à l'air à 300° du massicot très divisé. En Angleterre, on le prépare en chauffant le massicot qui provient de la calcination de la céruse *(mine orange ou mine anglaise)*.

Propriétés. — Poudre d'un rouge écarlate, qui devient foncée à chaud. Se décompose au rouge.

Applications. — Dessicatif de quelques emplâtres ou pommades.

Sert dans la peinture à l'huile du fer, comme colorant de papiers de tentures, de cires et de pains à cacheter. Avec de la céruse et de l'huile il forme le mastic à luter les orifices des chaudières à vapeur. Mais il sert surtout dans la fabrication du cristal, verre incolore à base de plomb. Avec l'acide stannique, il sert à la fabrication de l'émail des faïences.

LXXXII. — **Nitrate de plomb**

Nitre de Saturne ou saturnin, nitrate plombique, azotate de plomb.

f. éq. PbO,AzO^5 f. at. $(AzO^3)^2Pb$

Préparation. — 1° On dissout la litharge dans l'acide azotique étendu, on fait cristalliser par évaporation.

$$PbO + 2AzO^3H = (AzO^3)^2Pb + H^2O$$

2° En dissolvant à chaud du plomb métallique dans l'acide azotique étendu de son volume d'eau, par refroidissement l'azotate cristallise.

Propriétés. — Beaux cristaux octaédriques, blancs, à reflet éclatant, anhydres, très lourds, solubles dans 13 p. d'eau. Une forte chaleur les décompose.

Applications. — Désinfectant et cicatrisant des plaies, soit en soluté, soit en crayon contre les maladies de peau. Désinfectant analogue aux hypochlorites. Contre gerçures et crevasses des seins, 0,50 de de sel et 30 grammes d'eau (remède de Liébert).

LXXXIII. — **Plomb métallique.**

Saturne.

Pb

On le tire surtout du sulfure ou *galène* qui renferme toujours un peu d'argent, de cuivre et d'antimoine.

On grille les galènes, *méthode par réaction,* on obtient un plomb métallique impur, *plomb d'œuvre,* qu'on affine par *cristallisation,* puis par *coupellation* pour le séparer de l'argent; cette dernière opération consiste à le transformer en oxyde en le surchauffant, l'argent moins oxydable reste à l'état de fusion dans la coupelle.

Le premier oxyde qui se forme dans la coupellation du plomb d'œuvre s'appelle *abstrich,* il est noir, celui qui se forme ensuite est la *litharge.* (Voy. ce corps).

L'oxygène et l'acide carbonique attaquent facilement le plomb, aussi les eaux tombées sur des gouttières en plomb et conservées dans des réservoirs de ce métal en renferment-elles.

L'acide chlorhydrique concentré, bouillant, l'acide sulfurique dans les mêmes conditions l'attaquent. L'acide azotique le convertit en azotate à la température ordinaire.

Le plomb et tous ses composés sont toxiques. Ils produisent des accidents graves en s'accumulant peu à peu dans l'économie, c'est une intoxication lente. Voy. pour ces accidents, *Céruse*.

Les sels de plomb sont sucrés et astringents, surtout le citrate acide.

Les oxydes peuvent se combiner avec des bases, le protoxyde donne *des plombites de chaux, potasse*, etc., le peroxyde ou oxyde puce donne des *plombates* avec ces bases.

Le sulfure de plomb (*galène*) sert à vernir les poteries.

Aucun usage en médecine ni en pharmacie.

LXXXIV. — Alun de potasse.

Alun ordinaire, sulfate acide ou sursulfate de potasse et d'alumine, sulfate double d'alumine et de potasse.

$$\text{f. éq. } KO,SO^3 + Al^2O^3,3SO^3 + 24H^2O$$
$$\text{f. at. } (SO^4)^3Al^2,SO^4K^2 + 24HO$$

Très anciennement connu.

Préparation. — 1° se trouve tout formé près de Rome dans l'*alunite*, pierre blanche opaque, d'où on l'extrait par l'eau bouillante, l'alun dépose et cristallise.

2º Au moyen des terres glaises ou des schistes qui renferment du silicate d'alumine ; on les traite par l'acide sulfurique qui déplace l'acide silicique, et forme du sulfate d'alumine ; on ajoute du sulfate de potasse et l'alun cristallise.

3º En versant dans une solution concentrée de sulfate d'alumine une solution concentrée de sulfate de potassium.

Propriétés. — Cristallise en gros octaèdres, transparents, de saveur acide et styptique, peu solubles dans l'eau froide, très solubles dans l'eau chaude.

Un alun est un sulfate double de protoxyde et de sesquioxyde entraînant toujours de l'eau de cristallisation.

Applications. — En pilules, collyres, gargarismes, injections, lotions, contre hémorrhagies, diarrhées, écoulements, coliques métalliques. *En poudre* contre engelures ulcérées, excoriations de la peau consécutives à un long séjour au lit ; en insufflations dans l'arrière gorge et le larynx, dans l'angine couenneuse, sur les aphtes et contre la coqueluche ; caustique léger ; antiputride.

S'emploie dans la teinture et l'impression de tissus, collage des papiers, clarification des suifs.

LXXXV. — Alun calciné.

Alun desséché ou brûlé, sulfate d'alumine et de potasse calciné.

C'est l'alun ordinaire chauffé à 200º au moins dans

un creuset ; il fond d'abord dans son eau de cristallisation, prenant un aspect vitreux, se boursoufle beaucoup, et quand le boursouflement cesse, on a une masse blanche, amorphe, moins soluble dans l'eau que l'alun ordinaire (25 à 30 fois son poids), et qui s'emploie comme cathétérique des chairs baveuses, des ulcères de mauvaise nature, et en insufflation dans les cas de taies de la cornée, etc. : en général ce sont les mêmes applications que l'alun ordinaire.

LXXXVI. — Antimoniate de potasse.

Antimoine diaphorétique lavé, oxyde blanc d'antimoine, biantimoniate, métantimoniate de potassium.

f. éq. KO,Sb^2O^5 f. at. SbO^3K.

Connu et très employé au Moyen-âge.

Préparation. — On fait déflagrer dans un creuset incandescent deux parties de nitre avec une partie d'antimoine en poudre; on obtient un mélange d'azotite et d'antimoniate de potassium *(antimoniate diaphorétique non lavé* ou *fondant de Rotrou),* qu'on traite par l'eau qui enlève l'azotite, et jetant alors le reste sur une toile, on fait sécher à l'étuve.

$$2AzO^3K + Sb = Az^2O^3K + SbO^3K.$$

Applications. — Purgatif et émétique de 0,5 à 4,0 dans un looch.

LXXXVII. — **Azotate de potasse.**

*Nitre, sel de nitre, nitre prismatique, salpêtre,
nitrate de potasse.*

f. éq. KO,AzO^5 f. at. AzO^3K.

Connu de temps immémorial par les Chinois et les Indous ; passe pour avoir été découvert chez nous par Geber au IXe siècle ou par Roger Bacon au XIII°.

Préparation. — Se tire des vieux plâtras et des nitrières artificielles et naturelles. Ces dernières se trouvent dans l'Inde, au Chili, etc. On l'obtient aussi en décomposant le carbonate de potasse ou le chlorure de potassium, par l'azotate de soude, ou encore le chlorure de potassium par l'acide azotique ordinaire :

$$KCl + AzO^3H = AzO^3K + HCl.$$

Cristallise en longs prismes à six pans, fins, incolores, inodores, à saveur fraîche, amère, solubles dans quatre parties d'eau, avec abaissement de température.

Applications. — Diurétique par excellence (de 0,05 à 2 gr.), fondant, tempérant, antiscorbutique (1, 4, 8 gr.). On le trouve dans beaucoup de plantes qui lui doivent leurs propriétés : buglosse, bourrache, pariétaire, moëlle du grand soleil, quelques amarantes.

Entre dans les poudres à tirer.

LXXXVIII. — **Bicarbonate de potasse.**

Carbonate de potasse acide ou saturé.

f. éq. $KO,HO,2CO^2$ f. at. CO^3KH.

Préparation. — En faisant passer un courant de gaz carbonique dans une solution concentrée de carbonate de potasse, on obtient des cristaux rhomboïdaux obliques, transparents, non déliquescents, solubles dans quatre parties d'eau, se décomposant à l'ébullition.

Applications. — On lui préfère, pour l'usage, le bicarbonate de soude. A été employé contre le croup (2 de sel, 150 d'eau de fenouil, 30 de sirop de polygala).

LXXXIX. — **Bichromate de potasse**

Chromate acide de potasse

f. éq. $KO,2CrO^3$ f. at. $Cr^2O^7K^2$

Préparation. — 1º En chauffant du fer chromé (Cr^2O^3,FeO) avec de l'azotate de potasse, il se forme du chromate neutre, on ajoute un acide faible qui enlève au chromate la moitié du potassium et le transforme ainsi en bichromate.

2º On traite une dissolution de chromate neutre par l'acide azotique.

$$2CrO^4K^2 + 2AzO^3H + 3H^2O = Cr^3O^7K^3 = 2AzO^3K$$

Le bichromate se dépose par refroidissement en

cristaux d'un rouge orangé en tables quadrangulaires, à saveur fraîche, amère, désagréable, assez solubles dans l'eau.

Applications. — Antisyphilitique; cicatrisant des ulcères scrofuleux ; s'emploie contre les verrues.

Sert dans la teinture et comme réactif.

XC. — **Bromure de potassium**

$$Kbr$$

Préparation. — 1° Saturant de brôme une solution d'hydrate de potasse, évaporant à siccité, faisant fondre le résidu, dissolvant la masse saline dans l'eau distillée et faisant cristalliser.

$$2Br + 2KOH = 2Kbr + H^2O$$

2° Décomposant le bromure de fer par du carbonate de potasse, filtrant, évaporant et faisant cristalliser.

En petits cubes blancs, de saveur piquante, anhydres; très solubles dans l'eau, peu dans l'alcool, souvent agglomérés.

Applications. — Introduit dans la pratique médicale en 1836 par le Dr Williams pour combattre des affections du foie; abandonné; repris vers 1860, contre la goutte, la migraine, l'insomnie (1 à 2 grammes), l'épilepsie, l'hystérie (1 à 14 grammes), l'intoxication saturnine (2 à 4 grammes), l'éclampsie (2 à 5 grammes), les vomissements des phthisiques (1 à 2 grammes), et la glycosurie (2 grammes), anaphrodisiaque. Se donne avec de l'eau sucrée ou dans un julep.

XCI. — **Chlorate de potasse**

Oxymuriate, muriate suroxygéné de potasse ; sel de Berthollet.

f. éq. KO,ClO^5 f. at. ClO^3K

Découvert par Berthollet en 1786.

Préparation. — 1º par l'action du chlore sur une solution concentrée de potasse ou de carbonate de potasse,

$$6Cl + 6KHO = ClO^3K + 5KCl + 3H^2O$$

ClO^3K dépose, on le purifie par cristallisations successives.

2º Dans les arts, par réaction de chlore en vase clos et à chaud, sur un mélange de chlorure de potassium, de chaux et d'eau.

$$KCl + 3CaO + 3Cl^2 = ClO^3K + 3CaCl^2$$

On filtre à chaud ; le chlorate de potasse dépose par refroidissement.

Propriétés. — Cristallise en lames rhomboïdales ; fond à 400º ; saveur de salpêtre ; soluble dans l'eau bouillante, pas dans l'alcool ; oxydant énergique.

Applications. — Topique contre ulcères, gerçures ; s'emploie en pastilles et en poudre contre stomatites, aphtes, gangrène de la bouche, pharyngite granuleuse, croup, etc.

Doses de 0,5 à 1,0 ou même 3,0.

Fabrication d'allumettes chimiques, amorces, avivage de couleurs d'impression.

6

XCII. — Crême de tartre

Bitartrate de potasse, tartrate acide, surtartrate,
acidule de potasse, pierre de vin.

f. éq. $KO,HO,C^8H^5O^{10}$ f. at. $C^4H^4O^6 \begin{cases} K \\ H \end{cases}$

Préparation. — On traite le *tartre brut blanc* ou *rouge* (mélange de bitartrate de potasse et de tartrate de chaux, qui se dépose sur les parois de tonneaux où on conserve des vins), par l'eau bouillante, avec 4 ou 5 0/0 de terre argileuse qui s'empare de la matière colorante. On laisse refroidir et cristalliser ; et on purifie par cristallisations successives.

Propriétés. — C'est un sel blanc, inodore, de saveur acidule, qui craque sous la dent ; soluble surtout dans l'eau bouillante ; insoluble dans alcool.

Applications. — Rafraîchissant à petites doses ; purgatif de 8 à 30 grammes. Antihémorrhoïdal.

XCIII. — Crême de tartre soluble

Tartrate borico-potassique, tartre boraté, tartro-
borate de potasse.

f. éq. $KO,BoO^3,C^8H^4O^{10}$ f. at. $C^4H^4O^6 \begin{cases} K \\ BoO \end{cases}$

C'est un *émétique*, analogue au tartrate de potasse

et d'antimoine, au tartrate ferrico-potassique, mais où l'acide borique remplace le fer ou l'antimoine.

Préparation. — En dissolvant l'acide borique dans une solution bouillante de crême de tartre, on remue jusqu'à ce que toute la masse soit réduite en une pâte solide, on fait sécher et on pulvérise.

Propriétés. — Blanc, saveur aigrelette, incristallisable, soluble dans 2 d'eau froide.

Applications. — Purgatif (15 à 30 grammes).

XCIV, — **Cyanure de potassium**

Prussiate de potasse

f. éq. C^2AzK f. at. CyK

Préparation. — On chauffe jusqu'à la fusion dans une cornue de grès du ferrocyanure de potassium préalablement desséché, puis on épuise par l'alcool bouillant la masse qui reste dans la cornue, il dissout le cyanure de potassium et laisse un résidu noir de charbon et de carbure de fer. On évapore la solution alcoolique et il reste du cyanure de potassium.

Propriétés. — Sel blanc, déliquescent, très soluble. Se décompose facilement sous l'action de l'air en carbonate et en formiate de potasse. Saveur caustique avec arrière goût d'amandes amères.

Très vénéneux, agit comme l'acide cyanhydrique.

S'emploie en galvanoplastie pour rendre alcalins les bains de dorure et d'argenture.

XCV. — Sulfure sec de potassium

Foie de soufre, sulfure de potasse, poly ou trisulfure de potassium, sulfure de potassium impur ou sulfaté.

$$K^2S^3 + SO^4K^2$$

Préparation. — En calcinant du soufre avec du carbonate de potasse, dans un vase à couvercle, laissant refroidir, on obtient une masse brune, verdâtre à l'extérieur, de couleur hépatique à l'intérieur ; odeur d'œufs pourris, caustique, très soluble dans l'eau, l'alcool et très déliquescente. Se transforme en sulfate sous l'action de l'air et de l'humidité.

C'est un mélange de trisulfure ou de polysulfure de potassium (on sait en effet que le potassium peut s'allier au soufre dans cinq proportions différentes, K^2S, K^2S^2, K^2S^3, K^2S^4, K^2S^5), et de sulfate de potasse.

Applications. — En bains ou lotions contre les maladies de peau, la gale ; à l'intérieur dans les mêmes cas (0,1 à 0,5) ; comme incisif et contre la salivation mercurielle.

XCVI. — Foie de soufre liquide.

Sulfure de potasse liquide.

Le foie de soufre solide est, nous venons de le voir, très soluble dans l'eau ; sa solution est d'un jaune brun; elle dégage l'odeur d'œufs pourris du sulfure sec, et celle titrée du commerce renferme un tiers de son poids de sulfure.

Fait la base des bains de Barèges et des bains sulfureux en général.

XCVII. — **Iodure de potassium.**

Hydriodate ou iodhydrate de potasse, iodure potassique.

KI.

Préparation. — On ajoute de l'iode en poudre à de la potasse caustique, jusqu'à ce qu'elle soit complètement neutralisée. Il se forme de l'iodure et de l'iodate de potassium; comme le dernier précipite, on décante, on évapore; on chauffe jusqu'au rouge pour tranformer l'iodate en iodure, puis on traite par l'eau bouillante et on laisse refroidir, l'iodure précipite et cristallise.

Propriétés. — Petits cristaux cubiques, blancs, opalins, anhydres, déliquescents, de saveur salée et âcre, solubles dans l'eau et l'alcool. L'iode se dissout facilement dans leur solution.

Applications. — Médicament très précieux. Propriétés de l'iode puis de la potasse; le plus employé des iodures. Scrofules, goître, tubercules, exostoses, carie, gommes syphilitiques, syphilis héréditaire, goutte, anévrysmes; s'emploie pour combattre les affections saturnines et élimine le mercure de l'économie. Potions, solutions (5 gr. par jour), en pommades, bains.

XCVIII. — **Oxalate acide de potasse.**

Sel d'oseille, sel à détacher, oxalate de potasse, bi,
quadri ou suroxalate de potasse.

f. éq. $C^4O^6,2KO$ f. at. $C^2O^4KH + H^2O$.

Existe à l'état naturel dans un grand nombre de
plantes sous forme de cristaux (oseille, alleluia, etc).

Préparation. — On écrase ces plantes, on clarifie
le suc, on fait évaporer et on laisse cristalliser. On
purifie le produit par solution et recristallisation.

Dans une solution d'oxalate neutre, $C^2O^4K^2 + H^2O$,
si on verse une solution d'acide oxalique, il se précipite de l'oxalate acide de potassium (oxalate monopotassique ou bioxalate). Dans une solution de sel
d'oseille, quand on verse de l'acide oxalique en solution concentrée, il se précipite du quadroxalate de
potassium, combinaison d'acide oxalique et d'oxalate
monopotassique $C^2H^4O^2 + C^2HKO^4 + 2H^2O$.

Propriétés. — Cristaux blancs, prismes rhomboïdaux, inaltérables à l'air, très acides. Solubles dans
6 p. d'eau bouillante, dans 40 d'eau froide, insolubles
dans alcool.

Applications. — Astringent, rafraîchissant, 0,5 à
1 gr., vénéneux à haute dose, employé pour enlever
les taches d'encre. Sa solution constitue *l'eau de
cuivre,* qui sert à nettoyer le cuivre.

On trouve souvent des calculs d'oxalates alcalins
dans la vessie.

XCIX. — **Permanganate de potassium.**

Hypermanganate de potassium.

f. éq. KO,Mn^2O^7 f. at. $Mn^2O^8K^2$.

Préparation. — On chauffe dans un creuset de fer cinq parties de potasse caustique dans de l'eau, avec trois parties et demie de chlorate de potasse et quatre parties de peroxyde de manganèse, le tout finement pulvérisé. On laisse refroidir, puis on dissout dans de l'eau bouillante, quand la liqueur est devenue pourpre, on décante, on neutralise par acide azotique étendu et on évapore à une douce chaleur, c'est le procédé du *Codex*.

Propriétés. — Cristallise en belles aiguilles prismatiques noires à reflets métalliques, solubles dans quinze à seize parties d'eau qu'elles colorent en pourpre magnifique; les alcalis verdissent cette solution. C'est un corps très oxydant. On doit conserver les cristaux à l'abri de la lumière.

Applications. — En solution au $\dfrac{1}{1000}$ désinfectant et hygiénique (*Liqueur de Condy, eau ozonisée, ozone liquide d'Angleterre*, 1/500), contre épidémies. Contre dipthérie à l'intérieur. Enlève l'odeur cadavérique des mains après les autopsies, en lotion très étendue. En solution au 1/10, sert au pansement des plaies infectes, de l'ozène, des cancers, des abcès profonds, etc. Au 1/200, en gargarismes pour ulcérations buccales et pharyngiennes.

C. — **Potasse caustique en plaque.**

Oxyde de potassium, potasse à l'alcool, hydrate de potasse pur, potasse fondue.

f. éq. KO,HO   f. at. KOH.

L'oxyde de potassium connu sous le nom de potasse caustique, renferme toujours un peu d'eau.

Préparation. — On dissout du carbonate de potasse dans trente parties d'eau, on fait bouillir et on décompose par un lait de chaux. Il se forme du carbonate de chaux et la potasse reste dans la liqueur ; on fait évaporer celle-ci jusqu'à consistance pâteuse, on laisse refroidir et on a une potasse impure dite *potasse à la chaux*, on la traite par de l'alcool qui ne dissout que la potasse caustique et laisse précipiter les chlorures ou autres corps étrangers ; on décante, on évapore dans une bassine d'argent jusqu'à combustion ignée, c'est la *potasse à l'alcool,* que l'on coule sur une pierre chaude ou sur des plaques d'argent, ce qui donne la *potasse en plaques.*

Blanche, solide, excessivement caustique et déliquescente.

CI. — **Potasse caustique en pastilles.**

Potasse à la chaux, pierre à cautères, cautère potentiel.

C'est la même que la précédente, mais on s'arrête à la première décantation, c'est à dire qu'on ne la traite pas par l'alcool, on la fond et on la coule quelquefois en plaques comme la précédente, mais plus souvent *en gouttes ou pastilles*, ou mieux en cylindres, comme la pierre infernale; souvent, au moment de la fondre, on lui ajoute un peu de chaux vive en poudre.

Moins caustique que la précédente, lui est préférée pour former les cautères, car elle s'étend moins sur la peau et donne des escharres circonscrites.

La potasse caustique est quelquefois employée à l'intérieur en dissolution très étendue comme lithontriptique, antiscrofuleux, fondant, antisyphilitique, diurétique.

CII. — **Sel de Seignette.**

Sel polychreste soluble de la Rochelle, soude tartarisée ; tartrate double de potasse et de soude.

f. éq. $NaO,KO,C^8H^4O^{10}$ f. at. $C^4H^4O^6 \begin{cases} K + 4H^2O \\ Na \end{cases}$

Découvert par Seignette, pharmacien de La Rochelle, en 1672.

Préparation. — On neutralise une solution bouillante de crême de tartre par le carbonate de sodium ; on évapore à 40° et on laisse cristalliser.

Propriétés. — Ni couleur, ni odeur ; un peu amer ; cristallise en prismes rhomboïdaux à huit faces souvent coupés dans la direction de leur axe, ce qui a fait dire qu'il cristallisait en *tombeaux*. Soluble plus à chaud qu'à froid dans l'eau ; insoluble dans alcool.

Applications. — Purgatif à la dose de 15 à 60 grammes. Dans les mêmes circonstances que les sulfates de soude et de magnésie.

CIII. — **Silicate de potasse liquide.**

Liqueur des cailloux, silicate de potasse avec excès de base, verre soluble, verre liquide.

La silice (acide silicique), est une des roches les plus répandues, tantôt anhydre, SiO^2, cristallisée, formant toutes les variétés de quartz, *(améthyste, quartz enfumé, etc.)* plus ou moins colorée par des matières étrangères, ou pure et transparente *(cristal de roche)* ; tantôt amorphe *(agate, calcédoines, cornalines, silex)* ; tantôt grenue dans les grès et les sables qui viennent de leur désagrégation ; tantôt enfin hydratée $S,O^2 2HO$, comme dans *l'opale, l'hydrophane* ou en dépôts pulvérulents ; on la trouve enfin en solution dans beaucoup d'eaux courantes, et dans les eaux chaudes des geysers d'Islande.

Toutes ces variétés de silice, chauffées au rouge avec des acalis ou des carbonates alcalins, s'y combinent en formant des silicates fusibles à une température élevée et se prenant en masse vitreuse ; c'est le principe de la fabrication de tous les *verres.*

Mais quand on chauffe de la potasse caustique liquide avec des cailloux brisés ou du sable, on les voit s'y dissoudre, en formant une masse transparente, soluble dans l'eau, qui constitue le *verre soluble* des anciens.

On en fabrique aujourd'hui avec du sable de Fontainebleau blanc et sec, du carbonate de potasse purifié, et on emploie de l'eau débarrassée soigneusement des sels calcaires.

Applications. — Cette solution, jouissant de la propriété de sécher rapidement et de durcir, est employée pour enduire les bandes de toile ou de coton des appareils contentifs de fractures ou d'affections articulaires et est préférable pour cet usage au plâtre et à la dextrine.

Le silicate de soude ne saurait lui être suppléé, car il se dessèche trop lentement ; il possède des qualités antifermentescibles.

Le verre ordinaire pilé a été employé contre la spermatorrhée.

Le verre soluble est déjà employé comme vernis et semble appelé à rendre de grands services dans ses applications industrielles.

Quand on verse de l'acide chlorhydrique dans sa solution, il se forme du chlorure de potassium et un précipité gélatineux d'acide silicique dont on a pu faire une solution aqueuse.

CIV. — **Benzoate de soude.**

Préparation. — On délaye de l'acide benzoïque $C^7H^6O^3$ cristallisé, dans un peu d'eau, et on neutralise par de la soude caustique liquide, en chauffant un peu.

On concentre et fait cristalliser sous cloche au-dessus de l'acide sulfurique.

On l'obtient aussi en faisant bouillir du benjoin avec du carbonate de soude.

Propriétés. — Cristallise en aiguilles efflorescentes à l'air, peu solubles dans alcool, même à chaud, et très solubles dans l'eau.

Applications. — Se donne dans la goutte, et fait partie des médicaments dialytiques, lithontriptiques.

CV. — **Borate de soude.**

Borax, biborate de soude, tinkal, chrysocolle, bauracon, sel de Perse, soude boratée, sous-borate de soude.

f. éq. NaO,HO,2BO³   f. at. Bo⁴O⁷Na²

On le tirait autrefois par évaporation de l'eau de certains lacs de l'Inde et du Thibet, d'où il arrivait sous le nom de *tinkal* ; on le purifiait pour le livrer au commerce. On le fabrique aujourd'hui partout avec la soude et l'acide borique des *lagoni* de Toscane, (voy. *Acide borique*).

Suivant sa préparation il est *prismatique* ou *octaédrique.*

On employe le premier en médecine, c'est l'ancien borax en gros cristaux un peu opaques, efflorescents, de saveur urineuse ; solubles dans 8 à 12 p. d'eau, insolubles dans alcool ; fond à 107° dans ses neuf molécules d'eau de cristallisation.

Applications. — Fondant, astringent, résolutif; en collyre pour granulation de la cornée ; en gargarismes pour aphtes ; en pommades contre les dartres. Obstétrical.

Sert à souder les métaux *(chrysocolle)*, pour cet

usage on lui préfère l'octaèdrique qui ne renferme que cinq molécules d'eau de cristallisation.

CVI. — **Bicarbonate de soude.**

Carbonate de soude acide ou saturé, sel digestif de Vichy.

f. éq. NaO,HO,2CO^2 f. at. CO^{3}NaH

Il existe dans plusieurs eaux minérales, Vichy, St-Alban, St-Galmier, Vals, etc.

Préparation. — En faisant arriver un courant lent et régulier de gaz carbonique dans une solution de carbonate sodique, ou sur des cristaux de soude, jusqu'à ce qu'ils refusent d'absorber le gaz.

Propriétés. — Peut cristalliser ; mais est le plus souvent sous forme d'agglomérats opaques d'un blanc mat, de saveur alcaline et urineuse un peu salée, l'eau en dissout 1/12 de son poids.

Applications. — Très employé comme antiacide, diurétique, digestif, lithontriptique. Entre dans les différentes poudres effervescentes granulées ; fait la base des eaux et des pastilles de Vichy, du soda-water. Dose de 0,50 à 10,0.

CVII. — **Chlorure de sodium.**

Sel commun, sel gemme, sel de gabelle, sel marin, sel de cuisine, muriate ou hydrochlorate de soude.

NaCl

C'est le sel le plus répandu, on le rencontre partout, soit en mines, soit en solution (eau de la mer).

Propriétés. — Cristallise en cubes et en aiguilles ; ses cristaux se groupent en *trémies*, pyramides creuses. Sa saveur est le type de la saveur *salée*. Il décrépite à la chaleur.

Applications. — Trop commun pour être apprécié, mais c'est un agent thérapeutique de premier ordre. Non seulement il est indispensable à l'économie, dont toutes les humeurs le renferment en solution, mais encore c'est un antiscrofuleux, un fondant et un dépuratif qui ne le cède pas à l'iodure de potassium. C'est un purgatif à haute dose, 20 à 60 gr. On l'a injecté dans le sang veineux des malades atteints du choléra ; les Chinois le donnent dans ce cas comme vomitif (8 à 15 gr.) En lavement il est anthelminthique. En poudre contre la teigne. Caustique des ulcérations de la cornée ; fébrifuge 15 à 30 gr. ; combat la phthisie.

A l'extérieur, en bains, lotions, fomentations. Bain de pied irritant. C'est une panacée populaire.

Ne pas confondre avec chlorure de soude. Voy. suivant.

CVIII. — **Ch'orure de soude**.

Oxymuriate ou sous-chlorure de soude, chlorite ou hypochlorite de soude, chlorure d'oxyde de sodium, liqueur de Labarraque.

$$NaClOH$$

Préparation. — On mêle du chlorure de chaux sec, du carbonate de soude cristallisé et de l'eau, on laisse précipiter et on filtre. On peut aussi l'obtenir en saturant de chlore une solution de carbonate de soude.

Propriétés. — Liquide incolore, d'une odeur de chlore prononcée, contenant un peu de carbonate ou de bicarbonate de soude qui vient de sa préparation.

Applications. — Très employé comme antiputride, désinfectant, étendu d'eau sur plaies gangréneuses, cancéreuses, les brûlures, les engelures ulcérées, plaies syphilitiques, gale, affections cutanées. A l'intérieur 20 à 30 gouttes dans la fièvre thyphoïde, très bon moyen contre mauvaise haleine. Contre phthisie.

Contre panaris, tremper le doigt malade une demi-heure par jour dans une solution de 1/7 de chlorure dans de l'eau.

CIX. — Phosphate de soude.

Sel admirable ou cathartique perlé, sous-phosphate de soude, phosphate neutre de soude, phosphate disodique.

$$hO^4Na^2H + 12H^2O$$

Préparation. — En décomposant du phosphate acide de chaux, tel qu'on l'obtient en faisant digérer la poudre d'os avec de l'acide sulfurique étendu et filtrant, par un excès de carbonate de soude, laissant déposer, décantant, évaporant et laissant cristalliser. Il s'est précipité du phosphate tribasique de calcium et le phosphate sodique est resté en solution, voilà pourquoi on décante et fait cristalliser par évaporation.

Propriétés. — Cristaux incolores, inodores, efflorescents ; saveur faible ; assez soluble dans l'eau chaude, précipite les sels d'argent en jaune.

Applications. — Purgatif de 20 à 50 gr. Contre le rachitisme et le diabète de 1 à 5 gr.

Le phosphate de soude concassé sert sous le nom de *triastase* à clarifier la bière.

CX. — **Salicylate de soude.**

$$C^7H^5NaO^3$$

Préparation. — On sature exactement de l'acide salicylique par du carbonate, du bicarbonate ou de la soude caustique, et on évapore ; on doit éviter l'excès d'acide qui colore le sel en rose, et l'excès de base qui le colore en brun.

Propriétés. — Blanc, amorphe ou cristallisé, très soluble dans l'eau ; sa solution donne par évaporation un anneau blanc, précipite par les acides et se colore en violet par les persels de fer.

Applications. — Antirhumatismal, 6 à 12 gr. par jour. Donne des bourdonnements d'oreille. Antipyrétique, goutte, érysipèle. Antiaphrodisiaque.

Antiseptique, antifermentescible très employé.

A en général les mêmes applications que l'acide salicylique. (Voy. ce corps). Se reconnaît à la coloration rouge violet intense, produite par l'addition d'une solution concentrée de chlorure ferrique.

On le trouve dans l'urine, 25 minutes après l'ingestion et une dose de 3 à 4 gr. s'élimine en 36 ou 40 heures.

CXI. — **Sulfate de soude**

Sel de Glauber, sel admirable ou cathartique de Glauber, soude sulfatée ou vitriolée.

f. éq. NaO,SO^3 f. at. SO^4,Na

Découvert par Glauber en 1658.

Préparation. — En faisant réagir l'acide sulfurique sur le chlorure de sodium.

$$SO^4H^2 + 2NaCl = SO^4Na^2 + 2HCl$$

On le trouve à l'état naturel dans plusieurs roches, et dans les sources salées de Lorraine *(sel d'Epsom de Lorraine)*. On l'extrait encore des eaux mères des marais salants du Midi en les soumettant à un froid intense.

Propriétés. — Incolore, efflorescent, saveur fraîche, moins amère que le sulfate de magnésie. Prismes allongés 4 à 6 pans, ressemblant au sulfate de magnésie. Soluble dans 2 d'eau froide.

Applications. — Purgatif très efficace, auquel on préfère souvent le sulfate de magnésie qui est plus léger à l'estomac (15 à 60 grammes). Voy. le suivant.

CXII. — **Sulfovinate de soude**

Ethyl-sulfate de soude

On le préfère depuis quelque temps au sulfate de soude dont il a les propriétés purgatives, sans avoir la saveur désagréable.

Préparation. — On verse de l'alcool dans de l'acide sulfurique, à poids égal, on agite, il se forme ainsi de l'acide sulfovinique (bisulfate d'éthyle), on ajoute de l'eau et du carbonate de baryte; il se forme du sulfate de baryte qui précipite et du sulfovinate qui reste en solution; on filtre et on traite cette solution par du carbonate de soude pur jusqu'à cessation de précipité. On évapore le liquide et on laisse cristalliser.

Propriétés. — En tables hexagonales, un peu onctueuses, très solubles dans l'eau, l'alcool et la glycérine, insoluble dans l'éther. Sa dissolution dans l'eau produit un froid de 13°.

Pour être employé, il ne doit pas contenir d'acide sulfurique, ni avoir de saveur acide; il ne doit pas précipiter par le chlorure de baryum, ni surtout par le sulfate de baryte, ce qui indiquerait la présence d'un sel de baryte vénéneux. Se conserve à l'abri de l'air.

Applications. — Purgatif très doux, presqu'insipide, laissant un arrière-goût sucré, 10 à 30 grammes.

———

CXIII. — **Chlorure de zinc**

Beurre ou muriate de zinc

f. éq. ZnCl   f. at. Zn Cl²

Préparation. — On brûle des lames minces de zinc dans du chlore, ou mieux, on dissout du zinc dans de l'acide chlorhydrique étendu d'eau, on décante, on filtre et on évapore jusqu'à ce qu'on puisse couler en plaques.

Propriétés. — Hydraté, il peut cristalliser en octaèdres déliquescents, blancs, transparents. Dissout le cuivre.

Applications. — Dans la chorée, la migraine. Mais c'est surtout un caustique des plaies cancéreuses, des *lupus,* il forme la base de la *pâte de Canquoin.* En injections dans écoulements uréthraux et vaginaux. S'emploie dans les embaumements et pour la conservation des cadavres.

Rend les étoffes incombustibles.

A l'état sirupeux et saturé d'iodure de potassium, il constitue le *chloroiodure de zinc,* réactif employé dans les recherches d'histologie végétale.

CXIV. — **Oxyde de zinc**

Fleurs de zinc

ZnO

Préparation. — En chauffant à l'air du zinc pur,

et recueillant le produit qui se volatilise; ou en précipitant à chaux le sulfate de zinc par un carbonate alcalin ou un alcali, on obtient alors un hydrate,

$$SO^4Zn + 2KOH = SO^4K^2 + Zn$$

un excès d'alcali dissout le précipité.

Propriétés. — Sublimé, il est en poudre floconneuse, très blanche, très légère, insipide, inodore et insoluble.

Applications. — Astringent; à l'intérieur comme antispasmodique (1 à 2 décigrammes), pour combattre la diarrhée et les sueurs des phthisiques, (35 à 50 centigrammes).

S'emploie en peinture *(blanc de zinc)* pour remplacer la céruse.

CXV. — **Sulfate de zinc**

Vitriol blanc ou goslar, couperose blanche

$$SO^4Zn + 7H^2O$$

Préparation.— En grillant doucement de la *blende* (sulfure de zinc), on lave le produit pour le purifier.

En dissolvant du zinc pur dans de l'acide sulfurique.

Propriétés. — Sel blanc, en prismes droits, inodore, saveur styptique. Très soluble dans l'eau. Se décompose au rouge vif en oxygène, oxyde de zinc et acide sulfureux.

Applications. — Contre la chorée. Surtout à l'extérieur comme astringent; collyres, lotions, injections dans gonorrhée, flueurs blanches. En poudre contre coryza. Emétique.

CXVI. — **Zinc métallique**

Marcassite d'or, speltre

Zn

Albert-le-Grand en parle le premier au XIIIe siècle.

Préparation. — Se tire de son carbonate *(calamine)* ou de son sulfure *(blende)*, grillés à une haute température dans des cylindres de terre réfractaire.

Propriétés. — Blanc bleuâtre, lamelleux, malléable, peu ductile, fond à 450°. Se coule généralement en plaques épaisses d'un pouce.

Renferme toujours du fer, du plomb, du cuivre, du cadmium, de l'arsenic. On le purifie en le fondant à diverses reprises avec du nitre.

Les sels sont assez employés, mais le métal ne sert qu'à préparer l'hydrogène.

CXVII. — **Iode sublimé.**

I.

Découvert en 1811 par Courtois, salpêtrier de Paris, dans les eaux mères des soudes de varechs.

Existe en combinaisons dans quelques eaux minérales (Saxon), dans quelques minerais, dans quelques plantes, mais surtout dans l'eau de mer et dans les fucus, varechs, à l'état d'iodure de potassium.

Préparation. — En traitant un iodure alcalin par l'acide sulfurique et le bioxyde de manganèse.

En faisant passer un courant de chlore dans les eaux mères concentrées des soudes de varechs, l'iode se précipite; on le recueille et on le distille.

En décomposant les eaux mères des soudes de varechs par l'acide sulfurique ou azotique,

$$SO^4H^2 + 2KI = SO^4K^2 + I^2,$$

l'iode distille en vapeurs violettes qui vont se condenser dans un récipient.

On l'extrait encore des azotates de soude du Chili qui le renferment à l'état d'iodure et d'iodate.

Propriétés. — Solide, grenu, en paillettes micacées, miroitantes, fragiles, d'un noir bleuâtre et métallique, fusibles à 107°; saveur âcre et odeur forte et pénétrante. Peu soluble dans l'eau, à moins qu'on n'y dissolve, au préalable, de l'iodure de potassium. Très soluble dans l'alcool, l'éther, le chloroforme, le sulfure de carbone, les graisses, les huiles volatiles. Tache la peau en jaune; ne tache pas en teinture additionnée de quelques gouttes d'acide phénique.

Applications. — L'iode ou ses composés sont fort employés. De vieux remèdes (*l'éponge brûlée, la poudre de Sancy*), lui doivent leurs propriétés, on les employait sans en connaître le principe actif, dans les cas où on emploie l'iode ou les iodures aujourd'hui : contre scrofules, goîtres, syphilis héréditaire (méningite tuberculeuse des enfants), blennorrhagie, cancer, tumeurs de toutes natures. Topique en teinture. Il a l'inconvénient de faire fondre les seins chez les femmes et son usage prolongé (4 ou 5 ans) chez l'homme amènerait l'atrophie des testicules.(Voyez *Teinture d'iode*).

CXVIII. — **Teinture d'iode.**

L'iode s'emploie en solution alcoolique, *teinture* au 1/10, pour le pansement des ulcères scrofuleux et en injections dans les trajets fistuleux, ou les cavités de kystes, tumeurs, en chirurgie.

Dans les cas d'engorgements, d'épanchements séreux ou lymphatiques, on l'emploie en badigeonnages. Fait disparaître rapidement les cors quand on les touche trois ou quatre fois par jour avec un pinceau qui en est imbibé. Pour le cou, les mains, a figure, on peut la décolorer par addition d'ammoniaque; quelques gouttes d'acide phénique l'empêchent aussi de tacher la peau.

On emploie comme réactif, en histologie végétale et animale, une solution aqueuse d'iode, additionnée d'iodure de potassium, elle peut servir aux mêmes usages thérapeutiques que la précédente. Une des réactions importantes de l'iode est la coloration bleue qu'il donne à l'amidon.

CXIX. — **Phosphore ordinaire.**

P*h*.

Découvert par Brandt, alchimiste de Hambourg, en 1667.

Préparation. — Se tirait originairement de l'urine; en 1770, Gahn, chimiste suédois, démontra qu'il existait dans les os, et Scheele apprit à l'en extraire. C'est encore de là qu'on le tire aujourd'hui dans les arts.

On traite la cendre d'os par acide sulfurique étendu de façon à en faire une pâte. Le phosphate tricalcique des os est transformé en phosphate monobasique, dit phosphate acide de chaux, qui est soluble :

$$(PhO^4)^2Ca^3 + 2SO^4H^2 = (PhO^4)^2H^4Ca + 2SO^4Ca.$$

On le sépare du sulfate de chaux, on évapore la solution qu'on mêle de charbon pilé; on chauffe ensuite ce mélange au rouge dans une chaudière de fonte. Le phosphate acide perd deux molécules d'eau $(2H^2O)$ et devient métaphosphate qui, sous l'action du charbon, donne, en se décomposant, de l'oxyde de carbone, du phosphore et laisse un résidu de pyrophosphate de chaux,

$$2(PhO^3)^2Ca + 5C = Ph^2O^7Ca^2 + 5CO + Ph^2,$$

le phosphore distille et va se condenser dans un récipient plein d'eau. On en obtient 9 kilogrammes pour 100 kilogrammes d'os. Par refroidissement le phosphore devient solide et on le conserve dans des tubes de verre pleins d'eau après l'y avoir moulé.

Propriétés. — Solide, flexible, transparent, couleur chair, odeur d'ail. Insoluble dans eau, peu soluble dans alcool, éther, essence de thérébenthine, benzine, chloroforme et corps gras; son meilleur dissolvant est le sulfure de carbone. Répand de la lumière dans l'obscurité.

Applications. — En frictions, liniments, pommades, dans les rhumatismes, les paralysies ; huile phosphorée au 300ᵉ dans la cataracte. A l'intérieur, 0,12 à 0,50 par jour, c'est un excitant et un aphrodisiaque d'une activité dangereuse. Vénéneux.

On l'emploie dans la fabrication des allumettes chimiques et pour tuer les rats et les souris.

CXX. — **Phosphore rouge.**

Le phosphore ordinaire chauffé longtemps à la température de 240° puis 280° change de propriétés, il devient d'un beau rouge à cassure vitreuse, insoluble dans les corps gras, les alcalis, le sulfure de carbone; n'est pas phosphorescent, ne s'enflamme qu'à 200°, mais il s'enflamme à la lumière du soleil. N'est pas vénéneux. On l'emploie de préférence dans la fabrication des allumettes chimiques dites hygiéniques. Ses propriétés varient avec la température à laquelle on le prépare.

CXXI. — **Soufre en canons.**

S.

Le soufre est connu de toute antiquité, Moïse en parle, ainsi qu'Homère et tous les naturalistes anciens.

On sait qu'il est rejeté en masses considérables par divers volcans et qu'on exploite les *solfatares* ou soufrières naturelles ainsi formées.

On l'emploie sous trois états, *en canon*, *sublimé* et *précipité*.

Le premier provient de la purification du soufre brut. On le chauffe, il se volatise et se condense à l'état liquide dans un récipient chaud, sur les parois déclives duquel il coule pour se rendre au fond dans des moules de buis de 15 à 30 cm., où il se solidifie. Il est alors en bâtons qui crépitent (*cri du soufre*) sous la chaleur de la main et se brisent; ces bâtons contiennent parfois, dans leur partie centrale, des rudiments de cristaux.

Voyez, pour applications, les suivants.

CXXII. — **Soufre sublimé.**

S.

Fleurs ou crème de soufre.

C'est sous cette forme qu'il arrive des solfatares. On chauffe, en effet, le soufre naturel dans d'énormes chaudières, qui sont en communication avec une chambre en maçonnerie où le soufre va se condenser à l'état pulvérulent.

Ce soufre renferme de l'acide sulfureux et même de l'acide sulfurique produit à ses dépens et à ceux de l'air.

Il est préféré ainsi pour certains usages, surtout pour les pommades antipsoriasiques. Sa couleur est d'un jaune plus ou moins vif.

On a souvent besoin de le purifier, on en fait une pâte avec de l'eau bouillante, on laisse déposer, on décante et on relave jusqu'à ce que l'eau de lavage ne rougisse plus le papier de tournesol, puis on fait sécher la poudre sur une toile.

C'est la fleur de *soufre sublimée* ou *lavée*.

CXXIII. — **Soufre précipité.**

Magistère, lait·ou hydrure de soufre.

S.

Préparation. — On prend du foie de soufre calcaire ou potassique, ou du penta-sulfure de sodium, qu'on dissout dans l'eau, puis on ajoute peu à peu de l'acide chlorhydrique faible jusqu'à ce que la liqueur rougisse fortement le papier de tournesol. On décante, on lave le précipité à plusieurs reprises, et on fait sécher. Il se dégage de l'acide sulfhydrique dont il faut éviter les effets délétères, et que pour cela on enflamme.

On peut encore, pour préparer le soufre précipité, faire passer du gaz sulfhydrique dans une solution alcaline de soude ou d'ammoniaque.

Propriétés. — Diffère du soufre sublimé, il est plus ténu, plus léger, de couleur terne blanchâtre. Par fusion, il donne une masse plus molle et plus ductile.

Applications. — Le soufre précipité jouit de propriétés médicinales plus prononcées que les précédents. Excitant, expectorant (0,5 à 0,10), diaphorétique, purgatif (4 à 8 gr.). S'emploie surtout dans les maladies de la peau, contre la gale. Antihémorrhoïdal.

Le soufre brun visqueux obtenu en fondant du soufre ordinaire à 160° et le jetant dans l'eau, aurait les propriétés thérapeutiques les plus efficaces.

Dans l'économie, le soufre insoluble dans l'eau n'agit qu'en formant des sulfures et hyposulfites alcalins au contact des sucs digestifs.

CXXIV. — **Sulfure de carbone.**

Alcool de soufre, liqueur de Lampadius, sulfide de carbone, carbide ou carbure de soufre.

$$CS^2.$$

Découvert par Lampadius en 1796.

Préparation. — En faisant passer du soufre volatilisé dans un tube rempli de charbon incandescent.

Propriétés. — Liquide transparent, incolore, neutre aux réactifs, jaunissant à l'air, d'odeur fétide pénétrante. Extrêmement inflammable, brûlant avec une flamme bleue et donnant de l'acide sulfureux et du gaz carbonique. Il est vénéneux. Insoluble dans l'eau, soluble dans alcool, éther et corps gras. Dissolvant l'iode, le soufre, le phosphore, les corps gras, le camphre, la gutta-percha, le caoutchouc, les résines, avec une grande facilité.

Applications. — En frictions, contre rhumatismes, goutte, tumeurs articulaires, hydarthroses, engelures.

A l'intérieur incisif et emménagogue, deux gouttes dans du lait.

C'est un anesthésique.

Détruit les rats, le phylloxera ; enlève les taches des étoffes. On l'emploie dans la vulcanisation du caoutchouc et la purification de la gutta-percha.

C'est le plus précieux agent de l'extraction des huiles fixes et volatiles et des diverses matières grasses animales et végétales. Dissout les oléorésines, la cantharidine, les principes aromatiques du thé, du café, de la vanille, du castoréum, du musc, l'huile de croton, le beurre de muscade, le beurre de cacao, l'huile de laurier, et peut être employé pour leur extraction à l'état de pureté, ainsi que pour celle des alcaloïdes.

Se combine avec des monosulfures métalliques pour donner les *sulfocarbonates*.

CXXV. — **Chloroforme.**

Chloride de carbone, tri ou perchlorure de formyle, chloréthéride, carbure de chlore, chlorure de méthyle bichloré.

f. éq. C^2HCl^3 f. at. $CHCl^3$.

Découvert en 1831 par Soubeiran et Liébig.

C'est de l'acide formique dont l'oxygène est remplacé par du chlore, d'où le mot *chloroforme*.

Préparation. — Le moyen le plus employé pour sa préparation est de distiller de l'alcool ou de l'esprit de bois avec un mélange de chlorure de chaux et de chaux caustique. Le liquide distillé est formé de deux couches, une inférieure de chloroforme impur, et une supérieure, lactescente, qui est un mélange de chloroforme, d'eau et d'alcool. On décante et on agite le chloroforme impur avec du carbonate de potasse ou de soude, qui s'empare du chlore, puis on distille sur du chlorure de calcium sec pour le débarrasser de l'eau.

Propriétés. — Liquide incolore, odeur éthérée de pomme mûre, saveur éthérée, brûlante et sucrée. Dissout l'iode, le brome, le camphre, les graisses, les résines, le copal, le caoutchouc, la gutta-percha.

C'est un anesthésique très employé, mais avec lequel on doit être circonspect, les malades meurent parfois dans les mains des praticiens les plus exercés au dosage et à l'administration du chloroforme.

Antiasthmatique: antispasmodique (hoquet), contre insomnie, coqueluche, coliques de plomb, hépatiques, calculs biliaires, névroses; antidote de la strychnine. Contre pneumonie en inhalations.

CXXVI. — **Eau chloroformée.**

Eau chloroformisée.

On dissout vingt gouttes de chloroforme dans environ 100 gr. d'eau; on a alors un liquide transparent, à saveur sucrée, éthérée et menthée, très agréable à prendre. Une cuillerée renferme environ 1 décgr. de chloroforme. A l'extérieur on peut employer l'eau chloroformisée saturée, c'est à dire renfermant un centième de son poids de chloroforme, on peut même en mettre un excès, pour lotions.

A l'intérieur, l'eau chloroformisée est très efficace pour calmer l'irritation nerveuse et les névroses en général, et c'est un médicament qui plaît beaucoup.

CXXVII. — **Iodoforme cristallisé.**

Hydriodure de carbone, tri ou periodure de formyle, iodéthéride, formoiodide, iodure formique, formène triodé.

Découvert par Sérullas en 1824.

C'est un corps analogue au précédent comme constitution : c'est de l'acide formique dont l'oxygène est remplacé par de l'iode.

Préparation. — On chauffe de l'iode, de l'alcool avec du carbonate de soude et de l'eau, il se précipite de l'iodoforme. On reprend les eaux mères dans lesquelles on fait passer un courant de chlore qui précipite une nouvelle quantité d'iodoforme.

Propriétés. — Paillettes ou écailles cristallines jaune vif, à odeur de safran très prononcée ; saveur douce ; peu soluble dans l'eau, davantage dans l'alcool, l'éther et le sulfure de carbone.

Applications. — Usage interne : scrofule, goître, syphilis, rachitisme, ozène, maladies de peau, aménorrhée, phthisie, lombago, névralgie chronique, rhumatisme.

Extérieur : anesthésique et cicatrisant ; antiseptique précieux pour pansements et plaies de mauvaise nature. Son peu de solubilité dans les liquides de l'économie lui assure une action durable sur les points où on l'applique comme topique.

On a proposé divers mélanges pour lui enlever son odeur désagréable, celui de M. le Dr Gillette semble être le meilleur : iodoforme, 18 gr., sulfate de quinine, 3 gr., essence de menthe, 40 gouttes, poudre de charbon, 15 gr.

CXXVIII. — **Bromure de camphre.**

Monobromure de camphre, camphre monobromé.

$C^{10}H^{15}OBr.$

Découvert en 1862 par Schwartz.

Préparation. — On chauffe un mélange de camphre pulvérisé et de brome liquide, dans un ballon au bain de sable, il se dégage de l'acide bromhydrique et des vapeurs de camphre et de brome, on laisse refroidir, puis on traite par l'alcool bouillant la masse solide jaune qui est restée alors dans le ballon et on fait cristalliser.

Propriétés. — En houppes d'aiguilles cristallines, incolores, dures et craquant sous la dent, saveur amère; odeur camphrée persistante. Insoluble dans l'eau, soluble dans l'alcool, le sulfure de carbone, l'éther, le chloroforme, les huiles fixes et essentielles. Rotatoire.

Applications. — Antispasmodique, sédatif, hypnotique, en pilules de 10 cgr.

CXXIX. — **Chloral hydraté.**

Hydrate de chloral.

$$C^2HCl^3O,H^2O$$

Le chloral a été découvert par Liébig en 1832.

Préparation. — On prend du chloral anhydre, qui est un liquide incolore très fluide, d'odeur pénétrante, irritant les yeux et très soluble dans l'eau, l'alcool, l'éther et le chloroforme, on le mélange d'eau distillée et on obtient l'hydrate de chloral par précipité.

Propriétés. — En aiguilles enchevêtrées, ressemblant à du sucre ; odeur vive, pénétrante, saveur très désagréable. Soluble dans eau, alcool, éther, benzine, chloroforme, sulfure de carbone, essence de thérébenthine. Se colore en rouge foncé par l'essence de menthe.

Applications. — Calmant, hypnotique ; dans coliques de toute nature ; goutte, cancer, rhumatisme, crampes, toux spasmodiques (coqueluche), migraine. Dans le tétanos, jusqu'à 12 gr. en 24 heures, le delirium tremens, l'éclampsie puerpérale, le mal de mer.

CXXX. — **Dextrine**.

$$C^6H^{10}O^5$$

Son nom vient de ce qu'elle dévie à droite le plan de polarisation.

C'est une sorte d'étape par laquelle passe toujours l'amidon pour se transformer en glucose, c'est donc un composé intermédiaire entre ces deux-là. L'amidon se change en dextrine sous l'influence d'une chaleur de 160 à 200°, ou sous l'action des acides minéraux étendus, et de la diastase.

Propriétés. — Poudre jaunàtre ressemblant à du pain pilé (pannure), inodore, insipide, soluble dans l'eau et l'alcool étendu. Ne se colorant pas en bleu par l'iode, et ne réduisant pas le tartrate cupropotassique.

Applications. — On a enduit de dextrine à moitié dissoute (100 de dext., 60 d'alcool étendu de moitié, 50 d'eau) les bandes des appareils fixes pour fractures. Nous avons vu qu'elle était souvent remplacée dans ce cas par le silicate de potasse.

Sous le nom d'*amidon grillé*, elle sert dans les

arts à apprêter les calicots, les indiennes, les papiers, etc.

L'amidon traité par l'acide sulfurique à une basse température, ou chauffé longtemps seul à 100°, se transforme en un corps soluble dans l'eau, bleuissant encore par l'iode, c'est l'*amidon soluble* ou *amiduline,* c'est encore une étape de l'amidon dans son acheminement vers le glucose, mais qui précède immédiatement la dextrine.

CXXXI. — **Mannite**.

Sucre de manne.

$$C^6H^{14}O^6$$

Découverte par Prout en 1806.

On extrait cette matière de la *manne* en la traitant par l'alcool chaud ; ou en mêlant de la manne avec de l'eau et exprimant pour chasser le liquide en répétant plusieurs fois de suite l'opération. Après quoi on fait bouillir le résidu et en l'évaporant on le laisse cristalliser.

Se trouve dans un grand nombre d'exsudations végétales, mais en particulier dans le suc concret des frênes.

Propriétés. — La mannite est le principe de la manne, mais non son élément purgatif ; saveur douce ; cristallise en prismes rhomboïdaux, très soluble dans l'eau, dans l'alcool chaud. C'est un produit fort cher.

On sait que la *manne* est un purgatif doux, un laxatif, surtout employé en médecine infantile.

CXXXII — **Glucose.**

f. éq. $C^{12}H^{12}O^{12},2HO$ f. at. $C^6H^{12}O^6$

Se trouve dans le suc des raisins, des prunes, des figues, et autres fruits doux, dans le miel, dans le foie et dans l'urine des diabétiques.

Préparation. — Se forme quand on fait agir l'acide sulfurique étendu sur l'amidon ou la cellulose, au bout de quelques instants la saccharification est opérée, on sature l'acide sulfurique avec de la craie, on sépare le sulfate de chaux, on évapore la solution, et on laisse cristalliser.

Propriétés. — Prismes blancs déliés, réunis en masse compacte mamelonnée. Saveur moins *sucrée* que celle du sucre de canne, moins soluble dans l'eau que lui, mais davantage dans l'alcool. Se transforme en acide oxalique sous l'influence de l'acide azotique. Ne noircit pas avec l'acide sulfurique et forme avec lui un composé pouvant se combiner avec les bases (sulfosaccharates).

Sa solution brunit par addition de potasse, et elle réduit diverses solutions métalliques, notamment celles du cuivre. C'est sur cette propriété que se base la recherche du glucose, soit dans ses solutions, soit dans l'urine des diabétiques ou d'autres liquides de l'économie.

On prend une solution de sulfate de cuivre, on y ajoute un peu de potasse, une parcelle de glucose ou un peu de sa solution, on chauffe et le cuivre est réduit.

La *liqueur de Barreswille* (crême de tartre, potasse caustique, sulfate de cuivre) et celle *de Fehling*, (sulfate de cuivre, crême de tartre ou sel de Seignette et potasse caustique), sont titrées et servent à doser le glucose en solution.

CXXXIII. — **Sucre candi**

f. éq. $C^{12}H^{11}O^{11}$ f. at. $C^{12}H^{22}O^{11}$

C'est le sucre ordinaire ou saccharose, en volumimineux cristaux.

Dans des terrines de cuivre, percées de trous sur les côtés, on tend par ces trous des fils parallèles, on oblitère les orifices avec du papier, et on verse dans ces terrines ou *cristallisoirs* du sirop de sucre concentré ; on laisse le tout à l'étuve à 40° environ, puis quand les cristaux sont complètement formés on perce la croûte supérieure pour faire sortir le sirop non cristallisé, et on laisse bien égoutter.

Quand on a besoin de carbone pur, on calcine du sucre et on le maintient à une haute température pendant quelque temps ; il reste une masse noirâtre, plus ou moins boursouflée, brillante, qui est formée de carbone pur. Le *caramel* n'est qu'un degré moins avancé de la calcination du sucre, c'est le sucre simplement à l'état de fusion.

CXXXIV. — **Sucre de lait**

Lactine, lactose, sel de lait

f. éq. $C^{12}H^{12}O^{12}$ f. at. $C^{12}H^{12}O^{11} + H^2O$

En solution dans le lait des mammifères.

Après avoir fait cailler le lait pour la fabrication du fromage, il reste un liquide transparent et jaune verdàtre *serum* ou *petit lait*, employé contre le rhumatisme, la goutte, la scrofule, en Suisse surtout où on fait des *cures de petit lait*. Ce liquide évaporé laisse déposer des cristaux de sucre de lait.

Propriétés. — Prismes incolores, anhydres, durs, craquant sous la dent, agglomérés en masses mamelonnées, inodores, à saveur sucrée, solubles dans l'eau, non dans l'alcool. Dextrogyre. Réduit les solutions cupro-alcalines.

S'emploie comme rafraîchissant.

CXXXV. — **Gluten**

Triticine, fibrine ou colle végétale

Découvert par Beccaria.

Préparation. — Quand on extrait l'amidon du blé, on réduit la farine en pâte, on la malaxe sous un filet d'eau, les grains d'amidon sont entraînés et il reste une masse grise, molle, élastique, qui constitue la matière azotée de la farine, c'est le *gluten*.

Propriétés. — Gris, plastique, insipide, odeur spermatique, élastique, collant, d'où son nom.

Par la chaleur il durcit et devient cassant. Insoluble dans l'eau, l'éther et les corps gras; soluble dans alcool, alcalis, acide chlorhydrique, acétique. Contient de la fibrine, de l'albumine et de la caséine.

Applications. — C'est la partie essentiellement nutritive des graines des céréales; on le tire aujourd'hui des amidonneries; on le fait sécher pour le conserver, car il se putrifie très rapidement, c'est donc le gluten sec et pulvérisé (*farine de gluten*) ou granulé qu'on emploie, on en fait du *pain* pour les diabétiques, et des pâtes alimentaires.

CXXXVI. — **Salicine**

$$C^{18}H^{18}O^7$$

Découverte en 1830 par Leroux.

Préparation. — On l'extrait de l'écorce de saule sèche. On brise cette écorce en petits morceaux, et on la fait bouillir deux fois, avec de l'eau et de la litharge en poudre fine. On précipite par l'acide sulfurique étendu, dont on neutralise l'excès par du carbonate de baryte; on filtre et évapore pour faire cristalliser.

Propriétés. — Substance blanche, cristalline, en lamelles ou aiguilles brillantes, soluble dans l'eau, insoluble dans éther, ressemble au sulfate de quinine, dont on a voulu en faire un succédané comme fébrifuge. Se colore en rouge sang par l'acide sulfurique. Lévogyre.

CXXXVII. — **Digitaline**.

Entrevue par Leroyer de Genève en 1824, isolée par Homolle et Quevenne en 1844.

Principe actif de la digitale.

Préparation. — On écrase des feuilles de digitale desséchées et récoltées dans l'année avant la floraison, on les traite par l'eau ; on conserve la liqueur à laquelle on ajoute du sous-acétate de plomb et on jette sur un filtre, on y ajoute une solution de carbonate de soude, et le liquide filtré est précipité par un excès de tannin ; on recueille ce précipité, on le mélange d'oxyde de plomb, puis on le recueille, on le sèche et on l'épuise par l'alcool. Après avoir décoloré la liqueur alcoolique, on laisse déposer par évaporation la digitaline, qu'on pourra purifier par une nouvelle solution dans l'alcool, ou mieux le chloroforme.

Propriétés. — Poudre jaunâtre, d'odeur aromatique et d'une amertume excessive. Presque insoluble dans l'eau froide, soluble dans l'alcool et le chloroforme.

Ce n'est pas un alcaloïde, elle est neutre et non azotée, *c'est un glucoside.*

L'acide sulfurique la dissout et la colore en brun, qui verdit par l'eau et devient violet aux vapeurs de brôme ; l'acide azotique la jaunit, l'acide chlorhydrique la colore en vert-émeraude, l'ammoniaque et la soude en brun jaune.

Applications. — C'est un des médicaments les plus énergiques. Elle diminue la fréquence du pouls, c'est un médicament cardiaque par excellence. Diurétique énergique. On l'administre en granules renfermant chacun 1 milligr. de digitaline, et formés de sucre de lait.

Poison très violent, 1 cgr. injecté dans les veines suffit pour donner la mort.

On emploie beaucoup les feuilles de digitale en infusion.

CXXXVIII. — **Tannin**.

Acide tannique.

A l'état naturel dans un grand nombre de substances végétales qui lui doivent leurs propriétés astringentes. Tire son nom de la propriété de *tanner* les peaux. On en connaît deux espèces, suivant qu'il se trouve à l'état normal dans les plantes, sert au tannage des peaux et ne se dédouble pas sous l'influence des acides, *tannins physiologiques*, ou qu'il est produit dans des tissus pathologiques, occasionnés par des piqûres d'insectes (noix de galle) et se dédouble sous l'influence d'acides faibles, par la fermentation ou la décomposition spontanée en acide gallique et en une variété de glucose, *tannins pathologiques.*

Préparation. — Le tannin officinal se tire de la noix de galle. On la pulvérise, on la traite par l'alcool absolu, l'éther et l'eau, on laisse reposer, on décante et on lave à l'éther le dépôt qu'on laisse sécher.

Propriétés. — En masses légères, spongieuses, en petites aiguilles d'un blanc jaunâtre. sans odeur, saveur astringente, très soluble dans alcool, eau et éther aqueux. Sa dissolution aqueuse laisse déposer par le temps de l'*acide gallique*, qui se transforme aux dépens de l'eau en *acide ellagallique*. Par la chaleur, le tannin se décompose en *acide pyrogallique* et en *acide métagallique*.

Applications. — Type des astringents végétaux, raffermit les tissus. Contre hémorrhagies, diarrhées, leucorrhées, blennorrhées, chute des cheveux.

Contre-poison des alcaloïdes, de l'opium et de la strychnine.

En se combinant avec la peau, il forme un composé imputrescible (*cuir*). Cette propriété l'a fait employer dans les embaumements.

CXXXIX. — **Éther acétique**

Acétate d'éthyle, éther acéteux, naphte acétique, acétate d'oxyde d'éthyle, éther éthylacétique.

f. éq. $C^4H^4O, C^4H^3O^3$ f. at. $C^2H^3O^2, C^2H^5$.

Découvert par Lauraguais en 1750.

Préparation. — On distille au bain de sable un mélange d'alcool, d'acide sulfurique et d'acétate de soude ; le produit est mêlé à de la chaux qui sature l'acide libre et rectifié sur du chlorure de calcium.

Propriétés. — Liquide incolore, d'odeur agréable, mélange de celle de l'éther et de celle de l'acide acétique. Bout à 74°, brûle avec une flamme jaunâtre ; peu soluble dans l'eau, il se dissout en toutes proportions dans l'alcool et l'éther.

8.

Applications. — Surtout en frictions, comme excitant dans le rhumatisme, les névralgies.

CXL. — **Éther butyrique**

Butyrate d'oxyde d'éthyle

Cet éther prend naissance directement au contact de l'alcool et de l'acide butyrique ; on lave à l'eau et on distille sur le chlorure de chaux.

L'acide butyrique, doué d'une odeur infecte, s'est ainsi transformé en un liquide très mobile d'odeur suave et agréable, qui est celle de l'ananas ; il bout à 90° ; à peine soluble dans l'eau, il se dissout très bien dans l'alcool et l'éther.

Applications. — Sa solution dans l'eau-de-vie constitue *l'essence d'ananas* du commerce, employée en confiserie et en parfumerie. On en fait une boisson agréable en Angleterre.

CXL. — **Éther bromhydrique**

Bromure d'éthyle, éther éthylbromhydrique.

f. éq. C^4H^5Br.   f. at. C^2H^5Br.

Préparation. — On chauffe dans une cornue du phosphore, du brôme et de l'alcool ; le brômure de phosphore à l'état naissant agit sur l'alcool et produit de l'acide bromyhdrique, qui donne enfin l'éther bromhydrique ; celui-ci distille avec un peu d'alcool ; on traite la liqueur par l'eau qui s'empare de l'alcool et on la déshydrate en la passant sur du chlorure de calcium.

On peut encore faire réagir l'hydrogène sulfuré sur une solution alcoolique de brôme ou d'iode, pour l'éther iodhydrique.

Propriétés. — Liquide incolore, plus dense que l'eau, comme le suivant ; odeur alliacée caractéristique ; bout à 41º ; très soluble dans l'alcool.

CXLII. — **Éther iodhydrique**

Iodure d'éthyle, acétène monoiodé

f. éq. C^4H^5I f. at. C^2H^5I

Découvert par Guay-Lussac.

Préparation. — Comme pour la précédente, avec de l'iode au lieu de brôme.

Propriétés. — Liquide incolore, d'odeur éthérée pénétrante ; bout à 64º ; se colore en brun à la lumière ; brûle difficilement. Peu soluble dans l'eau, très soluble dans l'alcool.

Applications. — En inhalations dans la phthisie pulmonaire.

Quand on fait agir un métal sur l'éther iodhydrique, on obtient des composés remarquables, capables de former des sels avec les acides, comme un corps simple, tels sont : le *stannéthyle* avec l'étain, le *zincétyle* avec le zinc ; ce dernier corps est très inflammable, plus encore que le potassium, brûle avec une flamme blanche, décompose l'eau et ne forme pas de sels avec les acides ; mais le plomb, le mercure, le bismuth donnent des composés stables comme le stannéthyle.

CXLIII. — **Éther sulfurique**

Oxyde d'éthyle, hydrate d'éthyle, éther, éther vinique, vitriolique, hydratique, hydrique, hydrate d'éthérine, monhydrate de bicarbure d'hydrogène, huile douce de vitriol, naphte vitriolique, éther éthylique ou éthylsulfurique.

f. éq. C^4H^5O f. at. $(C^2H^5)^2O$.

Découvert en 1540 par Valérius Cordus.

Préparation. — On maintient à 160° un mélange d'alcool et d'acide sulfurique, dans lequel on fait arriver régulièrement un filet d'alcool. L'alcool et l'acide sulfurique se combinent d'abord pour former du bisulfate d'éthyle ou acide sulfovinique, ou acide éthylsulfurique, qui réagit ensuite sur une nouvelle molécule d'alcool et donne de l'éther en régénérant l'acide sulfurique; cette réaction est continue, et c'est pourquoi la même quantité d'acide sulfurique produit toujours de l'éther avec l'alcool qui se renouvelle sans cesse.

Propriétés. — Incolore, limpidité parfaite, très mobile, odeur forte et suave, saveur chaude et suffocante, puis fraîche, à cause de son évaporation rapide. Brûle avec une flamme blanche, s'enflamme à distance à cause de la forte tension de sa vapeur. Il se transforme à l'air et à la lumière en acide acétique et en eau. Soluble dans l'eau; se mêle en toutes proportions avec l'alcool. Dissout les corps gras, les huiles, les résines, le camphre, le caoutchouc, quelques alcaloïdes, les acides gallique, acétique, benzoïque, l'iode, le phosphore, le brôme, le bichlorure de mercure, le soufre, les chlorures d'or et de zinc.

Applications. — Excitant fort énergique à petite dose. Antispasmodique, carminatif, fébrifuge ; en inhalations dans la syncope ; s'applique sur les brûlures ; sur le front dans les migraines, il produit du froid par son évaporation.

Il peut agir comme poison ; mais en Danemark, en Hollande, on le boit comme l'absinthe et à haute dosé. C'est un anesthésique souvent employé, comme succédané du chloroforme, que d'ailleurs il a précédé dans cet usage ; mais il est peut-être dangereux de s'en servir pour anesthésie générale, tandis qu'on en tire un très bon parti comme anesthésique local dans les opérations chirurgicales.

CXLIV. — **Phénol**.

Acide phénique, acide carbolique, acide phéneux ou phénylique, oxyde de phène ou phénique, salicone, spyrol, phanolique, hydrate de phényle.

f. éq. $C^{12}H^6O^2$ f. at. C^6H^6O

Découvert en 1834 dans le goudron de houille par Runge. Caractérise les goudrons de houille. (Voy. *Goudrons*).

L'acide phénique est un oxyde de benzine, (voy. ce mot).

Préparation. — Se trouve dans le castoréum, l'urine d'homme, de cheval, de vache ; se distille des bois, des os, de l'acide salicylique, mais on l'extrait en grand des goudrons de houille. On mêle l'huile de goudron distillée entre 150 et 200°, avec une dissolution concentrée de soude ou de potasse, qui forme du phénate de soude ou de potasse, qu'on dissout dans l'eau bouillante. on enlève l'huile qui ne s'est pas dissoute, on sépare l'acide phénique de sa dissolution par de l'acide chlorhydrique qui décompose les phénates ; l'acide phénique est distillé sur du chlorure de calcium qui le dessèche ; il dépose et cristallise.

Propriétés. — Cristallise en aiguilles longues ou paillettes courtes, blanches, transparentes, à odeur créosotée, de saveur styptique et mordante, tache en brun et brûle la peau. Déliquescent, peu soluble dans l'eau, mieux dans l'alcool, l'éther, la glycérine, l'acide acétique cristallisable, les huiles fixes et volatiles. Ne rougit pas le tournesol et ne décompose pas les carbonates, il dissout l'iode en se colorant en brun, le soufre en se colorant en jaune. Donne avec l'acide sulfurique l'*acide sulfophénique*, ou *sulfocarbolique*, ou *phenylsulfurique*, *métaphénylsulfurique*, *oxyphényl-sulfureux*, dont les sels alcalins, traités par acide azotique donnent de l'*acide picrique*. Les sulfophénates sont employés aux mêmes usages que l'acide phénique.

Par l'action des acides oxalique et sulfurique en même temps il donne l'*acide rosolique* matière colorante rouge qui donne avec l'ammoniaque sous pression la *coralline* très employée dans la teinture rouge des soies, et avec laquelle on produit l'*azuline,* matière colorante bleue quand on fait agir l'aniline sur elle à une haute température.

L'acide phénique avec l'ammoniaque dans une solution étendue d'hypochlorite de chaux donne une belle couleur bleue ; avec l'aniline dans l'eau chlorée, il donne une coloration rose fixe, qui bleuit par l'addition d'ammoniaque ou de carbonate alcalin.

Applications. — Désinfectant, antiputride, antipsorique. Il coagule le sang, l'albumine, contracte d'abord les vaisseaux, puis les dilate. Ses solutions servent à laver les plais gangreneuses, les ulcères fétides ; pour empêcher des liquides de se putréfier, conserver les cadavres. On l'emploie comme caustique contre les piqûres ou morsures d'insectes, des animaux venimeux. Dans le traitement des hémorrhoïdes, fistules, lupus, maladies de peau, syphilis ; à l'intérieur contre diarrhée chronique, vomissements, fièvres, mais avec modération, car il détermine facilement des accidents mortels (peritonite); en inhalations dans phthisie.

Mais c'est surtout en solutions qu'on l'emploie, *eau phéniquée, alcool phéniqué, glycérine, huile phéniquées, éther, vinaigre phéniqués.* C'est surtout l'alcool phéniqué ou acide phénique liquide qu'on emploie, 1/10 d'alcool suffit pour maintenir l'acide phénique liquide.

On a vanté l'acide salicylique comme succédané de l'acide phénique, et un composé retiré de l'essence de thym, *le thymol.* Voy. ce corps.

CXLV. — **Benzine**

Bicarbure ou quadricarbure d'hydrogène, benzolc ou benzol, benzène, phêne, pseudobenzène, hydrogène phénylé, hydrate de phényle, triacétylène.

f. éq. $C^{12}H^6$ f. at. C^6H^6

Découverte par Faraday en 1825.

Préparation. — Quand on chauffe de l'acétylène, C^2H^2, en tube fermé, il se condense, et ses molécules se groupent trois par trois, pour former une molécule d'un corps qui reste au fond du tube et n'est autre que la benzine.

$$3C^2H^2 = C^6H^6$$

On la tire des goudrons de houille en les distillant et recueillant tout ce qui distille au-dessous de 85°; comme elle cristallise à 0° ou 5°, on soumet au froid tout le liquide distillé et on en retire la benzine solide en masses qui ressemblent à du camphre; redevenue liquide à la température ordinaire, c'est la benzine pure.

On l'obtient encore en décomposant l'acide benzoïque par la chaleur,

$$C^7H^6O^2 = C^6H^6 + CO^2.$$

Propriétés. — A la température ordinaire, la benzine est un liquide, incolore, très mobile, limpide, de saveur sucrée, d'odeur empyreumatique agréable (suave et éthérée). Peu soluble dans l'eau, soluble dans alcool, éther, esprit de bois. Inflammable, brûle avec flamme brillante fuligineuse. Dissout les résines, les corps gras, le camphre, le caoutchouc, la gutta-percha, la cantharidine, la morphine, la strychnine, l'iode, le phosphore, le soufre.

Applications. — On l'a employée à la destruction des parasites chez l'homme et les animaux et comme anesthésique.

Celle du commerce, toujours impure, est employée dans les ménages pour dégraisser les étoffes.

Avec un oxydant énergique, comme l'acide azotique, la benzine donne la *nitrobenzine* appelée *huile ou essence de mirbane, huile* ou *essence d'amandes amères artificielle*, liquide jaune ambré, insoluble dans l'eau, soluble dans alcool et éther, de saveur sucrée, à odeur d'essence d'amandes amères très prononcée, employée par les parfumeurs; désinfectant et antipsoriasique.

Cette nitrobenzine $C^6H^5AzO^2$ est importante au point de vue industriel, car elle donne sous l'influence de réducteurs comme le sulfhydrate d'ammoniaque, la potasse et le sucre, l'hydrogène, un alcaloïde remarquable, l'*aniline* (Voy. le suivant).

CXLVI. — Aniline

Phénylamine, amide phénique, phényliaque, phynylammoniaque, amidobenzine.

f. éq. $C^{12}H^7Az$.   f. at. C^6H^7Az.

Elle tire son nom du mot portugais *anil*, indigo.

Préparation. — Se trouve dans les produits de distillation de l'indigo, du goudron de houille, des matières animales ; certains champignons (*Boletus cyanescens, luridus*) en renferment et leur chair devient bleue au contact de l'air. On la prépare en réduisant, comme nous l'avons vu (voy. Benzine), la nitrobenzine par un agent réducteur quelconque, mais surtout le fer et l'acide acétique ou l'hydrogène,

$$C^6H^5AzO^2 + 3H^2 = C^6H^5AzH^2 + 2H^2O.$$

Propriétés. — Liquide incolore, mobile, réfrigérent, d'odeur forte et aromatique, à saveur âcre et brûlante, brunissant à l'air et à la lumière; inflammable, brûle avec flamme brillante et dépose beaucoup de charbon. Peu soluble dans l'eau, très soluble dans l'alcool, l'éther, le sulfure de carbone, les huiles grasses et volatiles. Dissout le camphre, l'iode, le phosphore, la colophane; coagule l'albumine.

Applications. — Narcotique très puissant; irrite l'estomac et l'intestin; a été employée à l'état de sulfate dans la chorée; l'usage de ce médicament colore la langue, les lèvres et les ongles en bleu. Extrêmement vénéneuse.

Cette substance est très importante, car elle fournit, sous l'influence de substances diverses, les couleurs suivantes : *violet, indigo, bleu, vert, jaune, orangé, rouge*, toute la gamme des couleurs.

Le *violet d'aniline, mauvéine, indisine, violine, pourpre d'aniline, rosalane*, est obtenu en oxydant du sulfate ou du chlorhydrate d'aniline par du bichromate de potasse, de l'hypochlorite de chaux, etc.

Le *gris d'aniline* est fourni par l'action de l'aldhéide sur une solution sulfurique de mauvéine.

Le *rouge d'aniline, fuchsine* (de fuchsia, à cause de sa couleur), *fuchsiamine, azaléine, solférino, magenta, mauve d'aniline, cristallinéine, rubine, purpurine, rosaniline,* s'obtient en faisant agir l'acide nitrique, l'arsénite de soude, l'azotate de mercure, etc., etc. sur l'aniline, ou en la traitant par le chlorure ferreux.

Toutes les espèces de rouge d'aniline connues ne sont que des sels bien définis d'une base incolore, la *rosaniline,* qui donne des sels doués d'un éclat métallique vert doré. La *fuchsine* proprement dite est un chlorhydrate de rosaniline, l'*azaléine* un azotate, la *roséine* un acétate.

Le *jaune d'aniline, chrysaniline,* base de couleur jaune, amorphe, forme des sels bien cristallisés, est un produit secondaire de la fabrication de la rosaniline, que l'on a tiré des résidus de la production de cette dernière, ainsi que les matières colorantes bleue (*violaniline*), violette (*mauvaniline*) et jaune (*chrysotoluidine*).

Le *brun,* le *marron d'aniline* se préparent en décomposant le chlorhydrate d'aniline par un sel de rosaniline à acide minéral.

Le *vert d'aniline, éméraldine,* par chlorhydrate d'aniline avec chlorate de potasse, alcool et acide acétique ; le *vert à l'aldéhyde* par aldhéyde et hyposulfite de soude sur sulfate de rosaniline ; pour le *vert à l'iodure d'éthyle,* le *vert à l'iodure de méthyle* ou *vert à l'iode,* voy. Violets d'Hoffmann.

Le *bleu d'aniline, bleuine,* en chauffant de l'acétate de rosaniline ou du chlorhydrate (fuchsine), avec un excès d'aniline, on l'appelle encore *bleu de Lyon, violet impérial, bleu de rosaniline, rosaniline triphénylique, triphényl-rosaniline.* En faisant agir sur l'aniline du chlorate de potasse et de l'acide chlorhydrique, on obtient un autre bleu, *l'azurine* ou *azurite*. On obtient divers autres bleus avec les aldéhydes ou divers alcools.

Les *violets phényliques*, *violets d'Hoffmann*, sont obtenus par l'action des iodures de méthyle ou d'éthyle sur la rosaniline. On tire des résidus les *verts d'aniline*.

Le *noir d'aniline*, qui donne des impressions indélébiles, s'obtient par l'action de ferrocyanure de potassium, de chlorate de potasse ou de sulfure de cuivre sur le chlorhydrate de rosaniline ou fuchsine.

L'usage des couleurs d'aniline est très répandu aujourd'hui ; on en colore des encres, des pains à cacheter ; mais leur emploi peut devenir dangereux quand on en use pour colorer les bonbons, les liqueurs, les confitures, les sucs de fruits, les vins et sirops, les articles de parfumerie, surtout si on a pris ces substances de qualité inférieure ; car on les prépare en grand et à bon marché à l'aide de substances toxiques, comme par exemple l'acide arsénique qui produit la fuchsine en précipitant la nitrobenzine.

CXLVII. — **Acide picrique.**

Amer de Welter, d'indigo ou au maximum, jaune amer, acide amer, acide carbazotique, nitropicrique, nitroxanthique, nitrophénisique, phénate trinitrique, acide chrysolépique, acide phénique trinitré ou trinitrophénique.

$$C^6H^2(AzO^2)^3OH$$

Découvert par Haussmann en 1788.

Préparation. — On le produit en faisant agir l'acide azotique sur un grand nombre de substances organiques, telles que soie, laine, indigo, benjoin, aloès, salicine, acide anilique ; mais on le produit en grand par l'action de l'acide azotique sur l'acide phénique

$$C^6H^6O + 2AzO^3H = C^6H^3O(AzO^2)^3$$

et aussi sur les huiles de goudron de houille, quand la réaction est terminée, on évapore, et l'acide picrique précipite, on le transforme par du carbonate de potasse, en picrate de potasse que l'on décompose par l'acide sulfurique, puis on fait cristalliser par l'alcool l'acide picrique.

Propriétés. — En aiguilles prismatiques à six pans, ou en lamelles d'un jaune clair à odeur d'essence d'amandes amères, et de saveur très amère, un peu acide ; soluble dans eau chaude, alcool, éther, benzine. Chauffé brusquement il se décompose avec explosion. Puissance tinctoriale considérable puisqu'il colore l'eau sensiblement en jaune à un millionnième.

Il donne des sels facilement cristallisables, saveur amère, peu solubles ; ils fusent et même détonnent *(picrate de potasse)* par une chaleur brusque ou un choc violent ; les *picrate de fer, de plomb, de mercure, d'argent, d'ammoniaque* servent en pyrotechnie. Le *picrate de potasse* $(C^6H^2(AzO^2)^3OK$ est le plus connu, il cristallise en longues aiguilles, brillantes, jaunes, très peu solubles dans l'eau, insolubles dans l'alcool ; il sert dans les analyses chimiques à caractériser les sels de potasse, grâce à son insolubilité. Détone avec violence, donne des poudres explosibles très dangereuses, surtout avec le chlorate de potasse.

Applications. — L'*acide picrique* et le *picrate d'ammoniaque* sont employés comme toniques et fébrifuges. Le *picrate de quinine* est un puissant fébrifuge, succédané du sulfate de quinine. L'acide et ses sels colorent la peau en jaune éclatant, teintent l'urine en orangé intense, on se souviendra qu'il est insoluble à l'état de picrate de potasse, ce qui facilite sa recherche dans l'urine ou les boissons frelatées, la bière en particulier, qui lui emprunte souvent et sa saveur et sa couleur.

CXLVIII. — **Thymol.**

Acide thymique.

f. éq. $C^{20}H^{14}O^2$ . . f. at. $C^{10}H^{14}O$

Préparation. — On traite l'essence de thym par une solution de potasse ou de soude, et on agite pour faciliter la combinaison qui donne lieu à un thymate soluble ; on sépare ainsi l'acide thymique du thymène, carbure d'hydrogène qui l'accompagne dans l'essence. On filtre la solution, puis on décompose par de l'acide chlorhydrique étendu le thymate qui laisse l'acide thymique en liberté.

On a pu le séparer de l'essence de thym en la refroidissant longtemps, dans ce cas, on l'a cristallisé.

Propriétés. — Liquide, peu soluble dans l'eau, très soluble dans l'alcool ; odeur faible rappelant celle du thym.

Applications. — Caustique puissant. En tout semblable à l'acide phénique, auquel on a d'ailleurs cherché à le substituer. Il donne des thymates comme l'autre des phénates.

On le falsifie souvent avec de l'essence de thym, on peut l'en séparer par l'addition d'un alcali.

On le tire encore et en grande quantité des fruits d'un ombellifère de l'Inde, l'Ammi.

CXLIX. — **Acide prussique.**

Acide cyanhydrique, acide hydrocanique, acide chyasique, azocarbide hydrique.

f. éq. Cy^2H f. at. CyH

Découvert par Scheele en 1782, c'est Gay-Lussac qui l'obtint le premier à l'état anhydre en 1811.

Préparation. — Par l'acide azotique sur les matières organiques, et toutes les fois que le charbon et l'ammoniaque réagissent, à une température élevée. On le prépare facilement en décomposant le prussiate de potasse ou ferrocyanure de potassium par l'acide sulfurique, en présence de l'eau. L'acide cyanhydrique très volatil distille, se deshydrate sur du chlorure de calcium et va se condenser dans un récipient. On le prépare encore en chauffant du cyanure de mercure avec du chlorhydrate d'ammoniaque et de l'acide chlorhydrique étendu.

On obtient ainsi l'acide anhydre, très volatil ; pour avoir l'acide médicinal, on en fait une solution au 1/10 dans de l'eau distillée.

Propriétés. — Liquide incolore, limpide, d'une odeur pénétrante d'amandes amères, soluble dans l'eau et l'alcool.

Parfois il s'altère en quelques heures, devient brun, en formant du paracyanogène qui se dépose au fond des vases, et tout l'acide disparaît, d'autrefois il se conserve indéfiniment, quoiqu'il ait été préparé dans les deux cas de la même manière.

Applications. — Contre névralgies, douleurs cancéreuses, crampes d'estomac, toux, coqueluche, palpitations.

Les *eaux de laurier-cerise, de cerises noires, d'amandes amères*, agissent par l'acide prussique qu'elles renferment.

Il tue à la dose de 0,05 pris en une seule fois, on doit faire respirer de l'eau chlorée, et essayer des révulsions mécaniques violentes, dans les cas d'empoisonnement par cet acide, mais il faut pour avoir quelques chances de réussir, s'y prendre tout de suite après l'ingestion.

CL. — Acide benzoïque.

Fleurs, sel ou acide de benjoin, Hydrate d'oxyde de benzoïle.

f. éq. $C^{14}H^6O^4$ f. at. $C^7H^6O^2$

En 1608, Blaise de Vigenère est le premier qui indique la manière de le préparer.

Préparation. — Existe dans le sang-dragon, le gaïac, la vanille, différents baumes ; il se produit par oxydation à l'air de l'essence d'amandes amères ; par la décomposition à l'aide d'oxydants énergiques (acide sulfurique ou azotique) de *l'acide hippurique* ou *urobenzoïque* qui se trouve dans l'urine des her-

bivores, on en prépare même par ce procédé d'assez grandes quantités, mais c'est du benjoin qu'on le retire.

On étend du benjoin avec un peu de sable dans une terrine, on la recouvre d'un papier buvard, et on place au-dessus du tout un grand cône de carton. En chauffant, l'acide benzoïque distille, passe seul à travers le papier pour aller se condenser dans le cône, en aiguilles soyeuses d'une grande pureté.

Propriétés. — Aiguilles longues, fines, soyeuses, odorantes, car elles retiennent presque toujours un peu d'huile volatile de benjoin. Solubles dans 200 p. d'eau froide et en toutes proportions dans l'eau bouillante, dans son poids d'alcool ; saveur acide et parfumée. Se décompose au rouge en benzine et en acide carbonique.

Applications. — Stimulant du système nerveux, balsamique et diaphorétique, surtout dans le catarrhe pulmonaire.

CLI. — **Acide citrique**

$$f.\ éq.\ C^{12}H^8O^{14} \qquad f.\ at.\ C^6H^8O^7$$

Découvert par Scheele en 1784.

Existe dans les citrons, les oranges, dans les cédrats, les bigarades, les groseilles, les cerises, les framboises, beaucoup d'autres fruits rouges qui lui doivent leur acidité agréable. On l'a trouvé dans beaucoup de solanées (pomme de terre).

Préparation. — On le tire du citron, en saturant le jus qu'on en obtient, par de la chaux, ou de la craie, faisant bouillir, et saturant ensuite la pâte obtenue par l'acide sulfurique, on étend et on laisse précipiter.

Propriétés. — Prismes obliques, à sommets dièdres, translucides, acidité forte mais agréable, inodores, solubles dans l'alcool, leur poids d'eau; par la chaleur, il fond, perd deux équivalents d'eau et donne naissance à l'*acide pyrocitrique* ou *aconitique*.

Applications. — Tempérant; contre jaunisse, scorbut, rhumatisme aigu, etc.

On en fait des limonades; les citrates de fer, de magnésie, etc., sont fort employés.

CLII. — Acide gallique

Dernière découverte de Scheele en 1786.

Préparation. — Dédoublement de l'acide tannique. On expose des noix de galle concassées et entretenues mouillées à l'influence de l'air, et on agite souvent. Au bout d'une centaine de jours on exprime la masse, on traite le résidu par l'eau bouillante qui dissout l'acide gallique; celui-ci cristallise par refroidissement.

Propriétés. — Longues aiguilles soyeuses, incolores, inodores, saveur acide et astringente, solubles dans l'eau bouillante, dans l'alcool, moins dans l'éther.

Contrairement à l'acide tannique, il ne précipite ni la gélatine, ni les sels organiques, ni les protosels de fer (sels ferreux). Colore les sels ferriques (persels) en bleu foncé. Chauffé à 215 degrés, il donne en se dédoublant de l'acide carbonique et de l'*acide pyrogallique*.

Applications. — Astringent ; de 50 centigrammes à 2 grammes dans l'albuminurie, le purpura hémorrhagique.

L'*acide pyrogallique* sert en chimie pour l'analyse de l'air, et en vertu de son pouvoir d'absorber rapidement l'oxygène de l'air, il paraît exercer sur les animaux une action toxique par asphyxie ; on l'emploie en photographie et dans la teinture des cheveux. C'est un corps solide en lamelles d'un blanc éclatant.

CLIII. — Acide oxalique

Acide de ou du sucre, acide saccharin, acide carboneux, oxalate normal.

f. éq. $C^4H^2O^8$ ou $C^4H^2O^6,2HO$ f. at. C^2HO^4

Découvert en 1776 par Bergmann, entrevu par Duclos en 1668.

Il existe dans une foule de végétaux à l'état d'oxalate, de même qu'en calculs ; il n'existe libre que dans les pois chiches et à la surface du *boletus sulfureus.*

Préparation. — Se forme dans l'oxydation de l'acétylène, de l'éthylène et autres carbures d'hydrogène, par le permanganate de potasse. En faisant agir l'acide carbonique directement sur le sodium, on forme de l'oxalate de soude.

On peut, pour se le procurer, évaporer le jus de l'oseille, on transforme les oxalates de potasse en oxalates de plomb par l'acétate de plomb, puis on décompose ceux-ci par l'acide sulfurique.

Presque toutes les matières organiques fixes, soumises à l'action oxydante de l'acide azotique donnent de l'acide oxalique ; on emploie généralement le sucre et l'amidon, les goudrons végétaux et en particulier le goudron de marc de pommes. En Angleterre on chauffe vers 300° de la sciure de bois avec une solution de soude, il se forme de l'oxalate de soude que l'on décompose.

Propriétés. — En prismes obliques quadrilatères, transparents, inodores, à saveur acide, solubles dans alcool et leur poids d'eau chaude avec laquelle ils crépitent. Se dédouble par la chaleur ou l'acide sulfurique en acide carbonique et oxyde de carbone,

$$C^2H^2O^4 = CO^2 + CO + H^2O.$$

Réduit le chlorure d'or, le chlorure mercurique à l'état mercureux.

On connaît un oxalate d'argent explosible. C'est un acide bibasique.

Applications. — Acide doux, rafraîchissant, quand il est très dilué ; très vénéneux de 15 à 20 grammes, il ralentit les battements du cœur et déprime le système nerveux. On emploie de préférence l'acide tartrique ou l'acide citrique.

Dissous dans l'eau, il constitue l'*encrivore*.

CLIV. — **Acide salicylique.**

f. éq. C¹⁴H⁶O⁶   f. at. C⁷H⁶O³.

Priria, en 1839, découvrit dans l'essence de Reine des prés (*Ulmaria*) un corps, l'acide *salicyleux* ou *hydrure de salicyle* ($C^7H^6O^2$), qui en s'oxydant au

contact de la potasse, produisit l'acide salicylique.
Priria prépara l'acide salicyleux en oxydant la salicine par le bichromate de potasse.

Préparation. — L'acide salicylique s'obtient soit
en oxydant l'acide salicyleux, comme nous venons
de le voir, soit en le tirant de l'huile essentielle de
Gaultheria procumbens, où il existe à l'état de salicylate de méthyle. Mais le procédé le plus employé
aujourd'hui consiste à faire passer un courant d'acide
carbonique dans du phénate de soude, chauffé à 180°;

$$2C^6H^5ONa + CO^2 = C^6H^6O + C^7H^4Na^2O^3,$$

il distille de l'acide phénique C^6H^6O, mais il en reste
une partie, dont deux atomes d'hydrogène sont rem-
placés l'un par de la soude, l'autre par une molécule
de carbonate de soude, $C^6H^4 \left\{ \begin{matrix} CO^2Na \\ NaO \end{matrix} \right.$, ce qui donne

du salicylate de soude basique, qu'il suffira de traiter
par l'acide chlorhydrique pour obtenir l'acide salicylique pur.

Propriétés. — Cet acide est d'une grande blan-
cheur, très léger, floconneux, en longues aiguilles,
distillé rapidement il se décompose en acide phénique
et en acide carbonique,

$$C^7H^6O = CO^2 + C^6H^6O,$$

sans laisser de résidu; peu soluble dans l'eau, très
soluble dans l'alcool, l'éther. Les sels ferriques colorent sa solution en violet intense; cette couleur est
détruite par un peu d'acide chlorhydrique qui rend
la couleur jaune. On peut encore le reconnaître en
versant, dans la liqueur que l'on suppose le renfermer,
de l'acide chlorhydrique, puis de l'éther sulfurique, on
renverse doucement le tube sans agiter, puis on dé-

cante l'éther et on l'étend sur une plaque de verre et on y verse une goutte de perchlorure de fer, ou on le verse sur une solution de perchlorure de fer, il apparaît immédiatement une teinte violette, c'est une réaction sensible au millionième. Comme l'acide salicylique passe très rapidement dans l'urine on peut l'y déceler par ce moyen, chez les individus qui ont bu du vin ou de la bière salicylés.

Applications. — On le donne, à cause de ses propriétés antiseptiques, dans les fièvres infectieuses ; il est préférable à l'acide phénique dont il n'a ni l'odeur, ni la causticité.

On l'emploie comme antifermentescible pour la conservation des vins (4 gr. par h.), de la bière (5 à 10 gr.), du lait (40 gr. par h.), qui fournit autant de crème que le lait pur ; pour empêcher le beurre de devenir rance, il faut le laver avec de l'eau salicylée, ou le recouvrir simplement de linges mouillés de cette eau.

Empêche les colles, les parchemins, les cordes à boyaux, de se putréfier avant leurs préparations.

On conserve, dans une solution au 3/100, des fruits, des légumes, pendant plus d'un an, sans que cerises, raisins, poires, framboises, perdent leur arôme.

On l'emploie le plus souvent à l'état de salicylate de soude.

CXL. — **Acide tartrique**

Sel essentiel de tartre, acide du tartre, tartareux ou tartarique, tartrate.

f. éq. $C^8H^6O^{12}$ f. at. $C^4H^5O^6$

Isolé par Scheele en 1770.

Existe dans le raisin, l'ananas, les mûres, les fruits et les feuilles de myrte, et beaucoup d'autres végétaux.

Préparation. — On l'extrait du bitartrate de potasse (*crème tartre*) qu'on neutralise par du carbonate de chaux, qui le transforme en tartrate neutre insoluble ; on décante et on traite la liqueur claire par du chlorure de calcium, qui précipite encore du tartrate de chaux ; on traite alors tout le tartrate insoluble par l'acide sulfurique, et on obtient l'acide tartrique cristallisé.

Propriétés. — En gros prismes hexagonaux, incolores, inodores ; saveur acide agréable. Solubles dans 2 d'eau froide et dans l'alcool.

Distillé, il donne de l'acide acétique, de l'acide carbonique et du charbon.

Applications. — Les mêmes usages et les mêmes propriétés que l'acide citrique. C'est la base des potions et poudres effervescentes.

CLXI. — Cinchonine

f. éq. $C^{40}H^{24}Az^2O^2$ f. at. $C^{20}H^{24}Az^2O$.

C'est un des alcaloïdes du quinquina ; on l'obtient comme produit accessoire de la préparation de la quinine. Voy. Quinine.

Elle dépose dans sa solution alcoolique en prismes quadrilatères brillants, aiguillés, incolores, inodores ; de saveur amère. Peu soluble dans l'eau, très soluble dans l'alcool, le chloroforme et surtout un mélange des deux ; insoluble dans l'éther.

Elle possède les propriétés de la quinine, mais à un moindre degré ; elle est très peu fébrifuge. La solution de son sulfate n'est pas fluorescente et ses sels cristallisent difficilement.

Quand on veut d'assez grandes quantités de cinchonine, on traite, par la méthode indiquée pour la quinine, du quinquina gris, qui en renferme plus que de cette dernière. Néanmoins, on obtient toujours un mélange des deux alcaloïdes ; mais il est facile de les séparer, grâce à l'éther qui dissout facilement la quinine et qui dissout à peine des traces de cinchonine.

CLVII. — **Quinine**

f. éq. $C^{40}H^{22}Az^2O^4$ f. at. $C^{20}H^{24}Az^2O^2$.

C'est le plus important des alcaloïdes des quinquinas. Dans l'écorce des quinquinas, la quinine et la cinchonine sont unies à un acide parfaitement défini, *l'acide quinique,* $C^7H^{12}O^6$.

Préparation. — Pour extraire les alcaloïdes du quinquina, on réduit en poudre l'écorce, on la fait bouillir avec huit fois son poids d'eau acidulée d'acide chlorhydrique ; on renouvelle l'eau jusqu'à ce que l'écorce soit épuisée. On verse dans les liqueurs un lait de chaux ; on dessèche le dépôt et on le traite par l'alcool bouillant ; on distille une partie de l'alcool et on sature le résidu d'acide sulfurique ; on décolore par du noir animal et on fait cristalliser ; le sulfate quinine peut ainsi s'extraire. Quant au

sulfate de cinchonine, il ne cristallise pas aussi facilement et reste dans la liqueur. On pourra l'y trouver pour préparer la cinchonine. Voy. ce corps.

Les alcaloïdes s'obtiennent donc d'abord à l'état de sulfate ; on fera bouillir celui-ci et on versera dans sa liqueur de l'ammoniaque qui le réduira en précipitant l'alcaloïde.

Propriétés. — La quinine est amorphe, blanche, friable, très amère, peu soluble dans l'eau, très soluble dans l'alcool et l'éther. Cristallise difficilement en aiguilles blanches, soyeuses, réunies en aigrettes. On ne l'emploie qu'à l'état de sels, et surtout en sulfate. Les sels sont solubles et facilement cristallisables.

CLVIII. — **Sulfate de quinine**

Sous-sulfate de quinine, sulfate, basique de quinine, sulfate neutre de quinine.

$$2C^{20}H^{24}Az^2O^2, SO^4H^2.$$

Préparation. — Nous avons vu (voy. Quinine) comment on prépare le sulfate de quinine.

Propriétés. — En cristaux petits, blancs, très légers, inodores, très amers ; soluble dans l'alcool, peu dans l'eau froide et dans l'éther, très soluble dans la glycérine. Phosphorescent par la chaleur ; il perd facilement son eau de cristallisation. Lévogyre.

Applications. — C'est le fébrifuge par excellence, de 5 cgr. à 4 gr. Tonique. Antirhumatismal. On l'emploie aussi en solution.

CLIX. — **Solution de sulfate de quinine**

Le sulfate de quinine se dissout facilement dans l'eau quand on y ajoute de l'acide tartrique, du chlorure de sodium, du sel ammoniac, de l'azotate de potasse, de l'eau de savon. Les sulfates de magnésie ou de soude diminuent sa solubilité ; le phosphate et le bicarbonate de soude le décomposent en partie.

La solution de sulfate de quinine dite *officinale* est une liqueur acidulée d'acide sulfurique ou d'eau de Rabel, qui facilite la dissolution du sulfate. Cette solution est reconnaissable aux reflets bleus qu'elle émet (*fluorescence*).

Le sulfate de quinine basique devient, dans cette solution, un *sulfate acide* ou *bisulfate* de quinine, qu'on a pu obtenir cristallisé et qui, étant soluble, se prête à toutes les préparations pharmaceutiques.

Quand on ajoute un excès d'eau de chlore à cette solution et qu'on y verse de l'ammoniaque, on obtient une coloration verte due à un corps *vert de quinine* ou *Dalléochine*, qui a été employé dans la teinture de la soie, de la laine et du coton.

C'est une réaction caractéristique de la quinine. Enfin, quand on verse de la teinture d'iode dans une solution de sulfate de quinine acétifié, on obtient un précipité noir en grandes plaques minces de *sulfate d'iodaquinine*, *Hérapathite*, découvert en 1852 par Herapath ; ces plaques sont incolores vues par transparence et vertes à la lumière réfléchie. De plus elles jouissent de la propriété de la tourmaline, et ne laissent pas passer la lumière quand on en met deux en croix.

CLX. — **Laudanum de Sydenham.**

Laudanum liquide de Sydenham, vin d'opium composé, œnolé d'opium et de safran composé, gouttes de Sydenham, vin d'opium parégorique, teinture d'opium vineuse safranée.

Inventé par Thomas Sydenham, médecin anglais, en 1660.

On fait macérer de l'opium, 200, du safran, 100, de la cannelle, 15, de la girofle, 15, dans un litre et demi de vin de Malaga.

Le laudanum est un succédané de l'opium, 4 gr. représentent 50 cgr. d'opium brut et 25 cgr. d'extrait d'opium ; 15 gouttes représentent 5 cgr. d'extrait d'opium.

Médicament fort employé, n'est pas désagréable, à part une odeur safranée un peu prononcée, calmant. Quelques gouttes en potions, injections, lavements, calment les coliques. On en arrose aussi les cataplasmes. Contre ophthalmies.

Il dépose incessamment une poudre jaune, précipité de la matière colorante du safran et qui entraîne de fortes proportions de narcotine.

On emploie plus souvent le laudanum que la teinture d'opium.

CLXI. — **Laudanum de Rousseau.**

Vin d'opium par fermentation, opium ou gouttes de Rousseau, hydromel fermenté de Rousseau.

Inventé par l'abbé Rousseau.

On laisse fermenter pendant un mois un mélange d'opium, 200, miel, 600, eau chaude, trois litres, eau-de-vie à 60°, 200, levûre de bière, 40. Puis on réduit par chaleur.

4 gr. de ce laudanum représentent 1 gr. d'opium ou 0,50 d'extrait, 20 gouttes environ 12 cgr.; il en contient donc le double de celui de Sydenham.

Moins employé que le précédent.

CLXII. — **Codéine.**

f. éq. $C^{36}H^{21}AzO^6$ f. at. $C^{18}H^{21}AzO^3 + H^2O$.

Découverte en 1832 par Robiquet.

Préparation. — On la retire des eaux mères ammoniacales qui ont déposé la morphine (voy. suivant). On concentre la liqueur et on en précipite le chlorhydrate de codéine par la potasse; on la traite par l'acide chlorhydrique de nouveau et on la décolore par le charbon animal, puis la précipitant encore par la potasse on la dissout dans l'éther, qui en s'évaporant la laisse cristalliser.

Ou bien, après avoir privé le *sel de Grégory* du chlorhydrate de morphine par l'ammoniaque (voy.

prépar. de la morphine), on concentre la liqueur renfermant en solution le chlorhydrate de codéine ; il précipite des cristaux de chlorhydrate de codéine et de chlorhydrate d'ammoniaque qu'il est facile de séparer en le dissolvant dans l'eau bouillante. On décompose alors le chlorhydrate de codéine par la potasse, on la dissout dans l'éther comme plus haut.

Propriétés. — Prismes droits, volumineux, hydratés (6 mol.), incolores, solubles dans 80 p. d'eau, dans l'alcool, l'éther, et n'est pas bleuie par les sels ferriques.

Donne comme la morphine l'*apomorphine.*

Applications. — Procure un sommeil doux, qui ne laisse pas de lourdeur de tête. On l'emploie beaucoup comme calmant de la toux, surtout en sirop, 1 à 5 cgr.

Elle donne aussi des sels plus actifs qu'elle.

CLXIII. — **Morphine.**

f. éq. $C^{34}H^{19}AzO^6$ f. at. $C^{17}H^{19}AzO^3 + H^2O$.

Découverte par Sertuerner en 1815.

Préparation. — On épuise l'opium par l'eau tiède, on évapore à consistance sirupeuse et on ajoute du carbonate de soude ; puis on recueille le précipité qu'on épuise par l'acide acétique qui dissout la morphine et la codéine en laissant la narcotine. On filtre sur le charbon animal pour décolorer, on sature la liqueur d'ammoniaque et la morphine précipite. On la purifie dans l'alcool.

Ou bien, après avoir épuisé l'opium par l'eau tiède, on ajoute à la liqueur une dissolution concentrée de chlorure de calcium mêlé d'acide chlorhydrique. *L'acide méconique* qui retenait la morphine s'empare de la chaux et forme un précipité insoluble. La morphine et la codéine passent à l'état de chlorhydrate et forment un mélange. *sel de Grégory*, qui, dissous dans l'eau et traité par l'ammoniaque, précipite la morphine tandis que la codéine reste en solution, on purifie par cristallisation dans l'alcool.

Le bon opium donne de 8 à 12 0/0 de morphine.

Propriétés. — En prismes incolores, brillants, inodores, saveur amère, insolubles dans eau froide, solubles dans l'eau bouillante et l'alcool anhydre, peu solubles dans éther, solubles dans les alcalis caustiques. Lévogyre.

Applications. — On lui préfère ses sels et en particulier le chlorhydrate ; c'est elle qui est le principe actif de l'opium, elle agit comme calmant, en sirop. La morphine endort et au réveil on est engourdi, comme paralysé.

Dans une solution de chlorure ferrique un peu de morphine en poudre donne une coloration bleue.

Ses cristaux se colorent en rouge orangé dans l'acide azotique et le teintent lui-même.

Ce sont les deux réactions caractéristiques de la morphine.

Le *sel de Grégory* est un chlorhydrate double de codéine et de morphine.

Son contrepoison est le tannin.

CLXIV. — **Chlorhydrate de morphine**

Hydrochlorate de morphine

$$C^{17}H^{19}AzO^3,HCl + 3H^2O$$

Nous avons vu déjà (voir morphine) comment il se forme, on l'obtient encore en dissolvant de la morphine dans de l'eau acidulée d'acide chlorhydrique, filtrant et faisant concentrer à consistance sirupeuse.

Propriétes. — Aiguilles soyeuses, blanches, solubles dans une partie d'eau bouillante, très solubles dans l'alcool.

Applications. — En potion contre la grippe, mais surtout en injections hypodermiques comme calmant de douleurs de toute nature, mais il est dangereux d'en abuser, car ces injections deviennent indispensables à l'économie, et le *morphinisme* arrive rapidement.

L'acide chlorhydrique chauffé en tubes scellés avec 1/10 ou 1/20 de son poids de morphine la transforme en une base nouvelle, *apomorphine*, qui agit comme vomitif à la dose 2 centigrammes à l'intérieur, et de 3 à 10 milligrammes en injections hypodermiques, c'est un vomitif rapide chez les enfants ou dans quelques cas d'empoisonnement.

CLXV. — **Nicotine.**

f. éq. $C^{10}H^7Az$ f. at. $C^{10}H^{14}Az$

C'est l'alcaloïde de tabac ou nicotiane.

Préparation. — On fait par distillation un extrait aqueux de feuilles de tabac en présence d'un alcali (potasse, soude), on neutralise par de l'acide sulfurique, on évapore de nouveau, on épuise par l'alcool qui dissout le sel de nicotine, on distille cet extrait alcoolique avec de l'eau et de la potasse caustique, et on agite le produit distillé avec de l'éther, qui, par évaporation, laisse la nicotine pure.

Propriétés. — C'est un liquide oléagineux, incolore, brunissant à l'air, fluide, extrêmement volatil, d'une odeur âcre, d'une saveur brûlante, bout à 250° en répandant des vapeurs irritantes; très soluble dans l'eau, l'alcool, l'éther, et les huiles grasses.

Une baguette de verre humectée de nicotine, s'entoure d'un nuage de vapeurs blanches quand on l'approche de l'acide chlorhydrique, comme si elle était humide d'ammoniaque.

Forme des sels très solubles.

Il faut remarquer que tous les alcaloïdes oxygénés sont solides, tandis que ceux qui ne le sont pas, comme la nicotine, la conicine, sont liquides.

Applications. — On n'emploie que le tabac, non son alcaloïde; narcotique âcre; en lavements, infusion de feuilles de tabac contre ascarides vermiculaires; irrite heureusement le gros intestin dans les cas d'appoplexie, d'asphyxie, de tétanos, agissant comme dérivatif, les lavements de tabac sont toujours dangereux. La nicotine a été employée en injections, en teinture, dans des cas de paralysie de la vessie.

On sait l'usage du tabac.

La nicotine est un des poisons les plus violents; une goutte suffit pour tuer un chien.

CLXVI. — **Strychnine**

f. éq. $C^{42}H^{22}AzO^4$ f. at. $C^{21}H^{22}Az^2O^2$

Découverte par Pelletier et Caventon en 1818.

On la trouve dans les Strychnées, qui sont des So-lanées.

Préparation. — On la retire de la noix vomique ou de la fève de St-Ignace par un procédé analogue à celui de l'extraction de la quinine. La strychnine brute, se déposant en cristaux de la solution alcooli-que, est toujours mélangée de *brucine*.

Pour les séparer l'un de l'autre, on les transforme en azotates, l'azotate de strychnine moins soluble que celui de brucine dépose d'abord, plus tard la brucine dépose aussi, mais en cristaux plus volumineux. On précipite les azotates par l'ammoniaque pour obtenir leurs alcaloïdes.

Préparations. — Prismes ou octaèdres, incolores, inodores, extrêmement amers, solubles seulement dans l'alcool à chaud, le chloroforme, les huiles, vola-tiles. Lévogyre.

C'est un des poisons les plus énergiques, à 10 milli-grammes elle agit d'une façon sensible, 5 à 6 centi-grammes peuvent donner la mort. C'est un tétanique. On l'a employée contre l'amaurose, l'épilepsie. Le sulfate et le chlorhydrate étant solubles, sont par conséquent plus actifs que la base elle-même.

Le meilleur contre-poison est le tannin.

CLXVII. — **Brucine**

Angusturine, pseudogustine, caniramine.

f. éq. $C^{46}H^{26}Az^2O^8$ f. at $C^{23}H^{26}Az^2O^4 + 4H^2O$

Nous avons vu qu'on la trouvait toujours avec la strychnine, on la rencontre cependant presque seule dans la fausse angusture, on la prépare d'ailleurs par le procédé indiqué à la préparation de la strychnine (Voy. précédent),

Propriétés. — Les mêmes en général que la strychnine, mais jouit de la propriété de se colorer en rouge par l'acide chlorique, en rouge incarnat, rouge sang par l'acide azotique, en violet par le protochlorure d'étain ou le sulfhydrate d'ammoniaque.

Applications. — Stimulant 1 à 10 centigrammes à doses progressives comme la strychnine ; mais on ne l'emploie plus, ni ses sels. Poison comme la strychnine.

CXLVIII. — **Atropine**

f. éq. $C^{84}H^{23}AzO^6$ f. at. $C^{17}H^{23}AzO^3$.

Découverte en 1819 par Brandes.

Elle existe dans la belladone.

Préparation. — On fait digérer des racines de belladone pulvérisées dans de l'alcool ; on passe, on ajoute de la chaux éteinte, on filtre et on acidule d'acide sulfurique ; on filtre encore et on distille environ les 2/3 de l'alcool. On concentre le reste et on ajoute une solution de carbonate de potasse, pour neutraliser la liqueur. On recueille le précipité sur un filtre, on le sèche et on l'épuise par l'alcool ; puis on décolore la liqueur par le charbon animal ; on ajoute de l'eau et on laisse au frais. L'atropine dépose au bout de vingt-quatre heures.

On peut l'obtenir aussi des feuilles ou mieux du suc de belladone traité par le chloroforme.

Propriétés. — Aiguilles cristallines, incolores, inodores ; saveur amère et âcre. Soluble dans l'alcool, moins dans l'éther, presque pas dans l'eau. Brûle en répandant l'odeur d'acide benzoïque. Elle forme des sels difficilement cristallisables.

Applications. — Très employée en médecine oculaire. Dilate la pupille, même de 1/2 à 1 milligr. Recommandée dans bronchite nerveuse, l'incontinence d'urine, la scarlatine.

On prend souvent une infusion de feuilles de belladone.

CLXIX. — **Caféine**

Théine, guarinine, théobromine.

f. éq. $C^{16}H^{10}Az^8O^4$ f. at. $C^8H^{10}Az^4O^2 + H^2O$.

Découverte par Runge en 1819, décrite en 1821 par Robiquet et Pelletier.

Se trouve dans les feuilles de thé, dans le guarana, le cacao, les feuilles du houx du Paraguay (thé du Paraguay) et dans le café.

Préparation. — On fait une décoction de café ou

mieux de thé ; on en précipite l'acide gallique et diverses autres substances par l'acétate de plomb ; on filtre, on mêle à la masse un peu de sable et on sublime comme dans la préparation de l'acide benzoïque. Ou bien on épuise la poudre de thé à froid par l'alcool, on précipite par sous-acétate de plomb, on filtre, on fait passer dans la liqueur filtrée un courant d'hydrogène sulfuré pour enlever l'excès de plomb. On évapore, et après avoir neutralisé par la potasse, on abandonne à la cristallisation.

Propriétés. — Prismes blancs, soyeux, longs, ténus, de saveur amère. Soluble dans l'eau bouillante et l'alcool. Le tannin la précipite en blanc ; le chlorure de platine en jaune ; bouillie avec acide azotique évaporée à siccité et humectée alors d'ammoniaque, elle donne une coloration pourpre. Elle forme des sels cristallisables.

Applications. — On a proposé cet alcaloïde contre la migraine et d'autres névralgies, contre les fièvres intermittentes. On l'emploie beaucoup aujourd'hui dans les maladies de cœur, comme succédané de la digitale. Elle est diurétique, augmente la sécrétion de la bile. Elle n'est pas vénéneuse.

CLXX. — **Pepsine médicinale**

Chymosine, gastérase.

La pepsine, substance complexe, retirée de la muqueuse de l'estomac (caillette) de divers ruminants, est un ferment organique, capable de rendre solubles la fibrine et l'albumine ; c'est donc l'agent digestif par excellence du suc gastrique. Elle a été isolée la première fois par Schwann en 1839. Elle existe dans l'estomac de l'homme.

Préparation. — On râcle la caillette d'un ruminant; on obtient ainsi une pulpe grisâtre qu'on délaye dans deux fois son poids d'eau ; on laisse macérer quelques heures, puis on passe sur une toile grossière et on précipite le liquide par de l'acétate de plomb cristallisé ; on décompose par un courant d'acide sulfhydrique, on filtre et on dessèche le produit qui ressemble à une pâte ferme, ambrée; c'est la *pepsine médicinale* qui peut digérer quarante fois environ son poids de fibrine.

Propriétés. — Saveur acidule, soluble dans l'eau distillée. Mal préparée, elle a une odeur d'urine pourrie ; bien préparée, au contraire, elle a une odeur de chair qui n'a rien de désagréable, et dans ce cas la pepsine est blanche au lieu de jaune. Suivant sa préparation et aussi l'état de l'animal qui l'a fournie, elle a une force digestive différente. Elle peut se conserver longtemps, sans perdre son activité, à l'abri de l'air ou de l'humidité, ou mêlée d'un peu d'amidon ou de glycérine ; on préfère même à l'amidon le sucre de lait.

Applications. — Quand l'estomac, fatigué, altéré dans ses sécrétions, fait des digestions laborieuses, imparfaites, on administre la pepsine ; c'est donc le remède aux dyspepsies, apepsies, gastralgies.

On a proposé, dans ces derniers temps, d'administrer directement la fibrine rendue assimilable par la pepsine au préalable ; c'est l'*albuminose* ou *peptone*.

Enfin, aux malades épuisés, on peut même administrer de la viande toute digérée par la pepsine.

Il faut rappeler qu'il existe une pepsine végétale tirée du suc laiteux des fruits du papayer, plante originaire des Moluques.

CLXXI. — **Glycérine.**

Principes doux des huiles, phyrate d'oxyde de glycéryle, hydrate d'oxyde lipyle.

$$\text{f. éq. } C^6H^8O^6 \quad \text{f. at. } C^3H^8O^3$$

Découverte par Scheele en 1779.

C'est un alcol triatomique.

Préparation. — Se tire de l'eau qui surnage le savon plombique, dans la préparation de l'emplâtre simple ; on fait passer un courant d'hydrogène sulfuré qui précipite l'oxyde de plomb dissous dans la glycérine, on filtre, on évapore ; le produit qui reste est la glycérine.

On l'obtient en grand en soponifiant les matières grasses par un lait de chaux ; comme celles-ci sont des mélanges d'éthers de la glycérine (composés d'acides gras, stéarique, margarique, oléique, palmitique, et de glycérine, donnant la stéarine, la margarine, l'oléine, la palmitine), la chaux décompose les éthers, s'empare de leurs acides, pour former des stéarates, margarates, etc., calcaires (*savons* calcaires), et laisse la glycérine en liberté.

Propriétés. — Liquide incolore, sirupeux, de saveur sucrée ; bout à 128°, soluble en toutes proportions

dans l'eau et l'alcool, insoluble dans l'éther. Les oxydants la décomposent en eau et *acide glycérique.*
Elle dissout les oxydes terreux, les sels d'alcaloïdes,
la gomme, l'amidon, l'iode etc., des sels métalliques.
Toutes ces solutions portent le nom de *glycérolés.*

Applications. — Très employée dans les pansements de plaies, excoriations, engelures, dartres,
mais il faut qu'elle soit neutre, et la glycérine a
presque toujours une réaction acide. Elle a le grand
avantage, dans le pansement des plaies, d'empêcher
l'adhérence des compresses.

Les glycérolés sont très employés.

Quand on verse doucement de la glycérine dans un
mélange d'acide azotique et d'acide sulfurique et
qu'on ajoute ensuite un peu d'eau, il se précipite des
gouttes oléagineuses de *nitroglycérine*

$$C^3H^5(AzO^2)^3O^3,$$

liquide explosible extrêmement dangereux, car le
moindre choc, une simple vibration le fait détoner.
Pour pouvoir le transporter, on a imaginé de le mêler à des substances poreuses, brique pilée, sables,
tripoli, etc. à cet état, la nitroglycérine s'appelle
dynamite.

CLXXII. — **Collodion.**

Préparé par M. Maynard de Boston, en 1848.

C'est une solution de fulmi-coton dans l'éther
alcoolisé.

Préparation. — On plonge du coton dans un mélange de 3 p. d'acide sulfurique et deux parties d'azo-

tate de potasse ; on laisse digérer pendant 1/4 d'heure, on lave le coton et on le sèche ; on obtient alors le coton-poudre ou fulmi-coton qui se dissout dans l'éther additionné de six à huit centièmes d'acool.

Il ressemble à un sirop épais,

Quand on l'applique en minces couches, il laisse évaporer l'éther et se prend en pellicule ferme, imperméable.

C'est un agent adhésif de la plus grande importance en médecine, en chirurgie, pour la réunion des plaies par première intention, la réduction de gonflements hémorrhoïdaux, goutteux ; contre les affections cutanées, les hémorrhagies.

On l'emploie aussi en photographie ; il sert à produire sur verre une pellicule que l'on rend sensible à la lumière par les sels d'argent.

CLXXIII. — **Eau oxygénée.**

Bioxyde ou peroxyde d'hydrogène.

Découverte par Thénard en 1818.

Préparation. — En faisant agir l'acide chlorhydrique sur le bioxyde de baryum. Ou en faisant passer dans de l'eau distillée de l'acide carbonique en excès et y projetant du bioxyde de baryum en poudre. Ou encore en agitant de la grenaille de zinc amalgamé dans de l'eau distillée.

C'est un liquide sirupeux, qu'on a employé dans le rhumatisme chronique, quelques maladies de cœur, le traitement de la gangrène sénile des extrémités ; proposé pour le pansement des plaies.

C'est un composé peu stable, le meilleur réactif de la fibrine. Décolore le permanganate de potasse. Un mélange de teinture de gaïac et d'extrait de malt (orge germée) bleuit dans une eau ne renfermant que un millionième d'eau oxygénée. C'est par ce procédé qu'on a reconnu sa présence dans l'eau de pluie, l'eau de neige.

Colore les cheveux en blond.

CLXXIV. — **Goudron.**

Goudron végétal, goudron de Norwège, goudron officinal, empyreumatique, tarque.

Connu de tout temps. Théophraste, Dioscoride et Pline en parlent.

Préparation. — On brûle sur une grande aire conique des tronçons, des racines, des copeaux de pins et de sapins dont on a épuisé la thérébenthine ; à côté de cette aire s'en trouve une inférieure où s'écoule le goudron, qu'on y voit recouvert par un liquide brun fluide, empyreumatique, qui constitue *l'huile de cade* de la médecine vétérinaire (1).

On sépare les produits.

(1) La véritable *huile de cade* est fournie par la combustion lente du bois de *cade, Juniperus oxycedrus*, arbre du midi de l'Europe ; c'est une huile noirâtre, fétide, qui jouit de propriétés antiherpétiques, antipsoriques, vermifuges et odontalgiques, qui la font employer beaucoup. Elle est souvent falsifiée par la fausse.

L'*huile de Harlem* (*gouttes de Harlem*) vulnéraire, antigoutteuse, antirhumatismale, antispasmodique, qu'on emploie aussi contre la gravelle, semble être une sorte d'huile de cade.

Le goudron *de Norwège*, qui est préféré généralement, se tire du *pinus rubra*, le goudron des Landes du *pinus maritima*.

Propriétés. — Consistance épaisse, noir, d'odeur forte et tenace, saveur âcre. Facilement solidifiable par la chaux ou la magnésie. Soluble dans alcool, éther, huiles fixes et volatiles. Comme c'est une substance très complexe, il abandonne à l'eau divers produits et la colore en jaune, tout le monde sait qu'on ordonne souvent *l'eau de goudron*.

Il ne faut pas confondre ce goudron avec le suivant, qui est le *goudron de houille*, ni avec le *goudron minéral* qu'on tire des bitumes, asphaltes, pétrole, naphtes, succins, et qui contient beaucoup de paraffine, ou de la distillation des schistes bitumineux, *boghead*, et de la tourbe, ni avec le goudron résidu de la préparation de l'acide pyroligneux, qui est moins riche.

Applications. — Diaphorétique, diurétique, stimulant, s'emploie dans le catarrhe de la vessie, les gastrites, la phthisie ; en inhalations. On a pu en faire des extraits, des émulsions, etc.

Ce goudron renferme plusieurs produits parmi lesquels les plus importants sont l'acide acétique et la créosote (Voy. *Coaltar*).

CLXXV. — **Créosote de hêtre.**

Isolée du goudron de bois par Reichenbach en 1830. Caractérise les goudrons végétaux.

Préparation. — On distille du goudron de bois, en

cnangeant souvent le récipient, jusqu'à ce que le résidu ait pris la consistance de la poix noire. On recueille l'huile pesante distillée, on la traite par l'acide sulfurique, puis par l'eau, la potasse, la chaleur, et on la laisse refroidir. On recueille l'huile du liquide, on la distille par portions et on la rectifie.

Le goudron de bois contient jusqu'à 25 0/0 de créosote ; le goudron de houille et celui des matières animales en contiennent aussi ; c'est le goudron de tourbe qui en contient le plus.

Propriétés. — Liquide huileux, incolore s'il est pur, très caustique, odeur forte, pénétrante. Soluble dans alcool, éther, sulfure de carbone, etc. Dissout l'iode, le phosphore, plusieurs acides organiques, les graisses, les résines. L'acide sulfurique la colore en rose, en pourpre, puis en brun. Elle coagule l'albumine, c'est par là qu'elle est hémostatique. Celle du commerce contient toujours de l'acide phénique.

Applications. — Astringent, stimulant, en pansements antiputrides. Parasiticide ; dans les fièvres typhoïdes ; les maladies de peau. De une à vingt gouttes dans la diabète, la phthisie. Antémitique, antispasmodique. Comme caustique dans la carie dentaire douloureuse.

C'est un agent conservateur des viandes et de tous temps on a employé la fumée et les liquides empyreumatiques pour préparer les viandes fumées sans les rendre impropres à la nutrition. En général toutes les substances végétales résineuses donnant beaucoup de fumée peuvent être employées.

C'est à la créosote que la fumée doit son action irritante sur les yeux.

CLXXXI. — **Coaltar**

Goudron de houille

On l'obtient dans la distillation de la houille.

Coaltar est le nom anglais du goudron de houille. C'est de lui qu'on tire presque tous hydrocarbures employés dans l'industrie, tels que la *benzine*, la *napthaline*, les acides *phénique*, *rosolique*, les *huiles légères* ou *naphtol*, les *huiles lourdes*, et l'on sait combien de produits importants dérivent de ceux-là. Ce goudron ne renferme pas de paraffine ; on la trouve dans les goudrons minéraux (voy. précédent) ou dans les schistes bitumineux et la tourbe. En revanche, il renferme beaucoup d'acide phénique, et c'est à ce dernier qu'il doit ses propriétés antiseptiques.

Comme la benzine, l'éther, les essences de thérébenthine ou de menthe, le coaltar neutralise l'oxygène de l'air ; le phosphore cesse d'être phosphorescent dans une atmosphère chargée de vapeurs goudronneuses.

Applications. — C'est un désinfectant des ulcères et plaies de mauvaise nature. Il détruit les insectes, préserve le bois de la pourriture.

On l'emploie en médecine, surtout émulsionné ; il constitue alors le *coaltar saponiné* ou *saponifié*. Il suffit de chauffer un mélange de coaltar, de savon et d'alcool.

On doit remarquer que les produits de distillation du goudron de houille et des goudrons minéraux sont alcalins, que ceux des goudrons végétaux sont acides.

CLXXVII. — **Naphtaline**

Hydrure de naphtyle.

f. éq. $C^{20}H^8$ f. at. $C^{10}H^8$.

Découverte dans le goudron de houille en 1820 par Garden.

Préparation. — Elle se produit dans la distillation sèche d'une foule de composés organiques; mais on la tire surtout des produits de distillation de la houille; on la trouve dans les usines à gaz condensée dans les tuyaux de conduite. On la purifie par distillation et cristallisation dans l'alcool.

Propriétés. — En paillettes micacées ou en tables rhomboïdales, incolores; dissoute dans l'éther, elle donne de gros cristaux. Elle est inflammable et brûle avec une flamme très fuligineuse. Insoluble dans l'eau, soluble dans alcool, éther, chloroforme. Odeur goudronneuse, saveur âcre et aromatique.

Applications. — Contre les maladies de peau (en pommade). On a voulu en faire un succédané du camphre. Expectorant; utile dans les catarrhes pulmonaires. Vermifuge.

Sa solution enlève les taches des étoffes.

Par des procédés analogues à ceux par lesquels on transforme la benzine en nitrobenzine et en aniline, on produit avec la napthaline la *nitronaphtaline* et la *naphtylamine*, base semblable à l'aniline, et d'où dérivent des matières colorantes fort belles, le *bini-tronaphtol* ou *acide binitronaphtylique*, matière d'un très beau jaune, employée dans la teinture des laines, soies, cuirs, etc., — c'est le *jaune d'or*, *jaune de Manchester*, — et une des plus belles matières colorantes violettes, la *rosanaphtylamine*, analogue à la rosaniline.

CLXXVIII. — **Vaseline.**

Un des derniers produits de la distillation du pétrole, qui reste dans la cornue après les huiles lourdes, est un goudron qui bout à 150°, semi-liquide, et qui désinfecté et décoloré donne une substance gélatineuse qu'un Américain, R. A. Chesebrough a nommée *vaseline*.

Propriétés. — Onctueuse, adoucissante, résolutive ; inodore, insipide, translucide, un peu moins ferme que l'axonge ; blanche, blonde ou rougeâtre suivant son état de pureté. Neutre, inoxydable. Insoluble dans eau, glycérine, soluble dans les corps gras, la cire, la paraffine, les huiles essentielles et minérales, le chloroforme et le sulfure de carbone. Dissout le brôme, l'iode, un peu le phosphore. Presques toutes les substances odorantes lui cèdent leurs odeurs, les substances aromatiques leur principe actif, etc.

Comme elle ne rancit pas, on l'emploie avec avan tage pour remplacer les corps gras dans les pomma-des, onguents, qu'elle rend plus beaux et plus actifs.

Applications. — Adoucissant par excellence, sur engelures, plaies, abcès, eczemas, dartres, hémorrhoïdes, brûlures, contusions, contre demangeaisons. A l'intérieur contre croup, coqueluche, catarrhe, coriza, asthme, bronchites. Enfin elle arrête la chute des cheveux et leur donne plus de souplesse et de vigueur.

La vaseline est inoffensive.

Sa propriété d'être inaltérable l'a fait employer non seulement pour remplacer les corps gras dans les préparations pharmaceutiques, mais bien des pâtissiers la substituent au beurre, et leurs gâteaux ont l'avantage de ne pas rancir.

FIN

TABLE DES MATIÈRES

P

	Pages
Pain de gluten	134
Pâte de Canquoin	115
Pepsine médicinale	172
Peptone	173
Perchlorates	9
Permanganate de potasse	103
Phénol	141
Phosphate de chaux	45
— de soude	111
Phosphates	7
Phosphites	8
Phosphore ordinaire	119
— rouge	121
Phosphures	4
Picrate de potasse	149
Pierre à cautères	104
— divine	50
— infernale	37
Pilules perpétuelles	29
Plomb métallique	90
Potasse caustique à l'alcool	104
— à la chaux	104
— en pastilles	104
— en plaques	104
Poudre d'Algaroth	30
— de Sancy	118
Pourpre d'aniline	146
Protochlorure de fer	53
— de mercure	73
Protoiodure de mercure	80
Protoxyde de plomb	88

Q

Quinine	160

R

Réalgar	39
Recherche de l'arsenic	19
Rosaniline	147
Roséine	147
Rouge d'aniline	146
Rouille	65

S

Safran de mars apéritif	65
— des métaux	35
Salicine	134
Salicylate de soude	112

	Pages
Salpêtre	94
Saveur des sels	11
Savon calcaire	47
Sel de Glauber	113
— de Grégory	166
— d'oseille	102
— de Schlippe	32
— de sedlitz	72
— de Seignette	105
Sels ammoniacaux	12
— d'alumine	13
— d'antimoine	14
— d'argent	17
— de baryte	12
— de bismuth	15
— de chaux	12
— de chrôme	15
— de cobalt	15
— de cuivre	16
— d'étain	14
— de fer	13
— de magnésie	12
— de manganèse	14
— de mercure	16
— de nickel	15
— d'or	17
— de platine	17
— de plomb	15
— de potasse	11
— de soude	11
— de strontiane	12
— volatils anglais	26
— de zinc	13
Silicate de potasse liquide	162
Silicates	10
Solution d'iodure ferreux	63
— de perchlorure de fer	54
— de sulfate de quinine	162
Soufre doré d'antimoine	32
— en canons	121
— précipité	123
— sublimé	122
Sous-acétate de plomb liquide	84
— nitrate de bismuth	40
Stannéthyle	139
Strychnine	169
Sublimé corrosif	76
Sucre candi	132
— de lait	133

AVIS A MM. LES MÉDECINS & ÉTUDIANTS

Remise de 20 % au comptant sur les prix de publication

Un atelier de reliure étant spécialement attaché à la Maison, je puis livrer en dix jours autant de volumes que l'on voudra bien me confier.

Prix pour les in-12, dos chagrin, plats papier, de   1 fr. à 1 fr. 25
Prix pour les in-8,   —   —   1 fr. 75 à 2 fr.

Achat et échange de livres neufs et d'occasion

Abonnement et vente au numéro de tous les journaux de médecine de Paris

COMMISSION — EXPORTATION

ARTAULT-STEPHEN. *Glossologie botanique*, vol. in-18, cartonné à l'anglaise, 328 pages (édition 1885). 3 fr. net.   2 fr. 40

CADIAT. *Cours d'histologie* professé à la faculté de médecine de Paris en 1878, 1 vol. in-4, avec nombreuses figures intercalées dans le texte, et 25 planches coloriées, au lieu de 10 fr. net. 6 fr.

CAZEAUX. *Traité théorique et pratique de l'art des accouchements*, 10e édition, 1883, au lieu de 16 fr. net.   12 fr. 80

CRUVEILHER et MARC-SÉE. *Traité d'anatomie descriptive*, 3 vol. grand in-8, en noir et couleur broché, au lieu de 45 fr. net. 36 fr.

DIEULAFOY. *Manuel de pathologie interne*, 2 vol. cartonnés au lieu de 12 fr. net.   9 fr. 60

GOSSELIN. *Clinique chirurgicale de l'hôpital de la Charité*, 3e édition, 1878, 3 vol. in-8, avec figures au lieu de 36 fr. net.   30 fr.

GODIN et BARBERET. *Notes de thérapeutique et de matières médicales* 1884. 1 vol. in-12, 300 pages.   3 fr. 50

KUSS et DUVAL. *Cours de physiologie*, 5e édition, 1883, 1 vol. in-18, cartonné au lieu de 8 fr. net.   6 fr. 40

LIGNAC (L.). *Dicotylédones*; caractères des principales familles des plantes étudiées en médecine (3e doctorat); leurs usages thérapeutiques, 2e édition revue et augmentée au lieu de 2 fr. net.   1 fr. 60

— *Monocotylédones et actylédones*. 1 vol. in-18, broché, 2e édition revue et augmentée au lieu de 2 fr. net.   1 fr. 60

Principales substances chimiques employées en médecine, 3e et 4e doctorats. 1er, 2 fascicules et le 3e en préparation au lieu de 1 fr. 50 net.   1 fr. 25

MOREL et DUVAL. *Manuel de l'anatomiste. Anatomie descriptive et dissection*, in-8, 1883, broché au lieu de 15 fr. net.   12 fr.

MOYNAC. *Manuel d'anatomie descriptive*, 2 vol. in-18, avec figures au lieu de 18 fr. net.   14 fr. 40

PÉNARD. *Guide pratique de l'accoucheur et de la sage-femme* revue et augmentée, 1883, au lieu de 6 fr. net.   4 fr. 80

TILLAUX. *Traité d'anatomie topographique avec application à la chirurgie* ; 3e édit. 1882, gr. in-8 cart. au lieu de 26 fr.   20 fr. 80

Laval. — Imp. et stér. E. JAMIN, 41, rue de la Paix.